◎燕京医学流派传承系列丛书◎

燕京医学流派
中医肾病名家学术思想

主　编　赵文景　王梦迪

全国百佳图书出版单位
中国中医药出版社
·北　京·

图书在版编目（CIP）数据

燕京医学流派中医肾病名家学术思想 / 赵文景，王梦迪
主编 . — 北京：中国中医药出版社，2023.6
（燕京医学流派传承系列丛书）
ISBN 978-7-5132-8100-3

Ⅰ . ①燕… Ⅱ . ①赵… ②王… Ⅲ . ①肾病（中医）—
中医临床—经验—中国—近现代 Ⅳ . ① R256.5

中国国家版本馆 CIP 数据核字（2023）第 053306 号

中国中医药出版社出版

北京经济技术开发区科创十三街 31 号院二区 8 号楼
邮政编码 100176
传真 010-64405721
河北省武强县画业有限责任公司印刷
各地新华书店经销

开本 880×1230 1/32 印张 6.25 字数 137 千字
2023 年 6 月第 1 版 2023 年 6 月第 1 次印刷
书号 ISBN 978-7-5132-8100-3

定价 29.00 元
网址 www.cptcm.com

服务热线 010-64405510
购书热线 010-89535836
维权打假 010-64405753

微信服务号 **zgzyycbs**
微商城网址 **https://kdt.im/LIdUGr**
官方微博 **http://e.weibo.com/cptcm**
天猫旗舰店网址 **https://zgzyycbs.tmall.com**

《燕京医学流派传承系列丛书》
编委会

《燕京医学流派中医肾病名家学术思想》
编委会

序

星移斗转，初心如磐，蓟燕称都，培风图南。钟灵毓秀，履践致远，杏林芳华，橘井渊源。

北京作为六朝古都，历代名医辈出，学派纷呈。燕京医学流派作为近现代中医流派的杰出代表，以古老的"燕京"为名，不仅体现了中医这一古老学科的深厚底蕴，更体现了自近现代以来各中医名家为这个学派带来的创新与发展。从学术发展来看，燕京医学流派融合了太医院宫廷医学、家学传承及学院医学，博大精深，内涵丰富。从时间发展来讲，燕京医学流派的形成处于承前启后、中西医结合交融的过渡时期，对中医药的历史传承和现代化发展起到了关键作用。

在燕京医学的发展过程中，涌现出了许多著名医家，他们的学术思想和传承特色是中医药发展进程中的宝藏地标。我们通过了解其学术传承，把这些名家的学术见解、学术经验系统地总结起来，不仅可以进一步发现和认识燕京地区中医药学术产生和发展的历史规律，科学地评价燕京医学在中医学发展史上的作用，更重要的是能够以史为鉴、古为今用，启迪后世学者，推进中医药的持续发展。

本书主要收集了燕京医学流派肾病方面的部分名老中医经

验，从各个不同角度反映了他们的学术思想。他们之中有不少蜚声医坛的名家，也有不少学业精专的高手，如三代御医之后赵绍琴先生，著名中医学家、国医圣手岳美中先生，他们不仅精于肾病的治疗，且在内、外、妇、儿等疾病的治疗方面均有一定的真知灼见，他们学验俱丰，在北京地区乃至全国均有一定的影响，实为后辈学习之楷模！

张炳厚

2020 年 12 月

前　言

在中医数千年的发展长河中，名医辈出，各流派不断涌现，在学术上各领风骚，独树一帜，百家争鸣，相互渗透，共同促进了中医学术的不断发展，使中医理论不断完善，临床疗效不断提高。中医流派作为宝贵的学术遗产，值得我们珍视和传承。对不同流派的继承和实践，是繁荣中医学术、丰富中医内涵、呈现中医生机的有力保障。

燕京医学流派是以现在的北京为核心地区，在大医院官廷医学的基础上，融合了师承派、学院派，各派之间相互借鉴，取长补短而共同发展形成的独具特色的中医学术流派。肾病属于中医内科的一个分支，由于中医学分科体系形成较晚，因此独立肾病流派的形成主要发生于近现代。

本书主要以近现代燕京地区的各肾病名家为线索，详细介绍了岳美中、姚正平、赵绍琴、方药中、时振声、戴希文、吕仁和、张炳厚、聂莉芳（注：以出生年份为序）九位燕京地区肾病名医名家的生平、学术思想、代表著作等内容，并对这些医家的师承源流和学术源头进行考证，以厘清燕京肾病流派的学术发展脉络，总结学术经验，为现代中医肾病的学术继承和发展提供一定的基础和借鉴，启迪后世学者传承与发展。本书可供中医师、中医从业人员、中医院校学生和广大中医爱好者研究学习。

本书的参编者为来自首都医科大学附属北京中医医院、北京中医药大学东直门医院、中国中医科学院广安门医院、中国中医科学院望京医院、中国中医科学院西苑医院等各单位的各位专家、学者，所著内容均经过各名老中医学术继承人的校对、完善。在本书付梓之际，我们非常感谢各位专家、学者对本书编写付出的辛勤劳动。另外，书中内容若有不妥当之处，还请诸位同仁指正。

编 者

2022 年 11 月

目 录 ⌁

第一章　岳美中

一、概述

　　岳美中（1900—1982），中医学家，一生从事中医医疗和教学工作。他曾担任山东菏泽县医院中医部主任，唐山市中医公会主任、唐山市卫生局顾问，华北行政委员会中医实验所医务主任，后调至原卫生部中医研究院筹备处门诊部任副主任，接着被聘为《性病麻风病杂志》副总编辑。岳美中晚年曾被选为第五届全国人大常委会委员，担任全国政协委员会医药卫生组副组长，国家科委中医专业组成员，原卫生部科委委员，中华医学会副会长，中华中医药学会副会长，中国中西医结合研究会顾问，中医古籍出版社顾问，中国中医研究院学术委员会名誉委员，中国中医研究院研究生班主任，中国中医研究院西苑医院内科主任、教授等职务。岳美中较早地提出了专病、专方、专药与辨证论治相结合的原则，善用经方治大病，在中医老年病学领域有新的创见。他还倡办全国中医研究班和研究生班，培养了一大批中医高级人才，受到全国中医、中西医结合工作者的爱戴，在中医学术界享有崇高的威望。其多次出国从事重要医事活动，在国内外享有盛誉。

二、医家简介

岳美中,原名岳中秀,号锄云,河北人。

岳美中出生在河北省滦南县小岳各庄的一户贫苦农民家庭。他从 8 岁起,靠父母东挪西借读了 8 年私塾。岳美中学习刻苦,五经四书皆能背诵。私塾学习结束后他考入半费的滦县师范讲习所,17 岁充任小学教员。他于教学之余,随乡居举人石筱珊先生学习古文诗词,积累了深厚的文史学基础。1925 年,为准备梁启超、王静庵创办的清华国学研究院之考试,岳美中积劳成疾而得肺病,出现咯血,教师职务也被辞退。在养病中,他萌发了学习中医的念头,乃购得《医学衷中参西录》《汤头歌诀》《药性赋》《伤寒论》等书,边读边试着服药。经过年余的休养和中药治疗,肺病竟获痊愈。他亲自体会到中医确能治病,于是决心钻研医学,自救救人。岳美中学医之初,先从《医学衷中参西录》入手,研读了宋元以后医家的名著多种。为体察药性,他常购药自服,一次因服石膏过量,下泻不已。某夫人患血崩,请岳美中诊治,数剂药后,竟见平复,春节时,患者全家人坐车前来致谢,引起轰动。邻村小木匠徐某,突患精神病,烦躁狂闹,诸医束手无策,岳美中细察脉证,系"阳狂并有瘀血",予调胃承气汤治疗而愈,消息传开,就医者门庭若市。靠友人资助,岳美中在滦县司各庄开设一小药铺,取名"锄云医社",自此开始行医。1935 年,岳美中经朋友介绍,到山东菏泽县医院任中医部主任,一边诊病,一边研读上海陆渊雷先生的《伤寒论今释》《金匮要略今释》,之后即加入陆先生创办的遥从(函授)部学习。尽管当时诊务繁忙,但对所学课业,岳美中必认真完成,寄至上海请教。其中有一篇写学习体会的《述学》课卷，受到陆氏赞赏，先生加了鼓励的按语谓，"中医得此人才，足堪吐气"，并推荐刊载在《中医新生命》上。1938年春，岳美中去博山应诊，恰逢日军攻城，城破后落荒逃至济南，蒙山东名医郝云斌资助，他才得以返回家乡。嗣后又去唐山行医。1938年到1948年，岳美中白天刀匕壶囊，为群众解除疾病痛苦；晚上黄卷青灯，以经方为主兼研各家。生活虽然艰辛，学业却大有精进。在行医之余，他撰写了《实验药物学笔记》《锄云医话》《锄云杂俎》等书共30余册。1946年，岳美中赴北平参加考试，取得中医师执照。中华人民共和国成立后，岳美中出任唐山市中医公会主任，唐山市卫生局顾问。1953年，他曾和李鼎铭之子李振三共同起草了发展中医事业的万言报告，上呈国务院。1954年春，岳美中被调到华北行政委员会中医实验所任医务主任；8月，调至原卫生部中医研究院筹备处门诊部任副主任。1956年加入中国共产党。后曾赴辽宁省考察麻风病，对麻风病做了较深入的研究，接着被聘为《性病麻风病杂志》副总编辑。1957年，他曾作为首批中国医学代表团的唯一中医代表访问日本，进行学术交流。同年岳美中教授倡导成立了西苑医院肾病医疗小组，开始系统开展中医肾病的临床研究，主要成员为岳美中、时振声。后整理出版《岳美中文集》。1959年，他被派往苏联，执行医疗任务。1962年，他随中国医疗组赴印度尼西亚，为时任总统的苏加诺治病，将中医治疗"石淋"的方药创造性地用于治疗左肾结石、肾功能衰竭症，取得了较好的效果。苏加诺称之为"社会主义中国中医学的奇迹"。1964年岳美中教授带领时振声赴重庆参加首届全国肾病会议。1970年以后，岳美中除平日应诊以外，在国内承担着包括毛泽东、周恩来、叶剑英等在内的中央领导人的医疗保健任务，受到一致好评。1972 年，他上书原卫生部和中央领导，倡议开办全国中医研究班获准，1976 年开始招收第一批学员，1978 年转为中医研究生班。1978 年 7 月，岳美中在招考中医研究生复试工作中，因过度劳累而患中风（急性闭塞性脑血管病），左半身偏瘫，卧床不起，直至 1982 年逝世。岳美中晚年曾被选为第五届全国人大常委会委员，担任全国政协委员会医药卫生组副组长，国家科委中医专业组成员，卫生部科委委员，中华医学会副会长，中华全国中医学会副会长，中国中西医结合研究会顾问，中医古籍出版社顾问，中国中医研究院学术委员会名誉委员，中国中医研究院研究生班主任，中国中医研究院西苑医院内科主任、教授等职务。

三、师承源流

岳美中生长在一个贫穷的农村家庭，从小体弱多病，为了自救，他先后刻苦钻研《医学衷中参西录》《伤寒论》《金匮要略》等著作，自学成才，医己医人。而后师从陆渊雷，加入陆氏函授部深入学习。

他的学术思想起于张锡纯，医学思想源于三大家：张仲景、李东垣、叶天士。岳美中指出："此三子者，筚路蓝缕，斩棘披荆，于医术有所发明，对人民有所贡献。历代医药著作，固亦不乏人，或长于一技，或擅于一专，不能与三子同日而语。"《岳美中医话集》还提道："治重病大病，要用仲景的经方；治脾胃病，用李东垣的方较好；治温热及小病轻病，叶派时方细密可取。"可见他善于取各家之长为己所用，总结前人经验并予以发挥，实为一名"上医"。

岳美中一生非常注重培养后学，门人弟子众多，有岳沛芬、

陈可冀、时振声、王国三、王占玺、李春生、江幼李等，均为
当代知名中医、中西医结合专家（图1-1）。

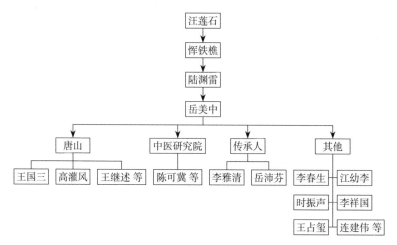

图1-1　岳美中师承源流图

四、主要学术思想特点

（一）肾病方面的学术思想特点

岳美中教授长于治疗肾病，临证多有心得。

1. 分期治疗肾病

（1）肾病初期

祛邪即可以扶正。起病之初，当使用攻邪法，以利水为
主。岳美中教授宗《素问·汤液醪醴论》"平治于权衡，去宛陈
莝……开鬼门，洁净府"及《金匮要略》"诸有水者，腰以下
肿，当利其小便，腰以上肿，当发汗乃愈"的治法，取越婢加
术汤治疗风水恶风，一身尽肿者；取浚川散治疗水肿胀急，大
便不通，大实大满者；病由急性转为慢性之时，用胃苓汤加枳

壳、党参利水渗湿。

（2）肾病中期

祛邪兼以扶正。根据辨证施治，岳老常选用猪苓汤清补兼施，清利下焦；内托生肌汤补虚消瘀，利湿清热；防己黄芪汤祛风逐水健脾；实脾饮治身重懒食，肢体浮肿，口中不渴，二便不实；苓桂术甘汤扶正利水。

（3）肾病末期

扶正即所以祛邪。如《医宗必读》所言本病末期"苟涉虚者，温补脾肾，渐次康复"。健脾方剂选用六君子汤治气虚痰饮，呕吐痞满，脾肾不和，变生肿证者。温肾如济生肾气丸治肾虚脾弱，腰重腿肿，小便不利，腹胀喘急烦盛，酿成水肿者。补气如保元汤，治元气不足，引起浮肿者。岳老治疗脾肾俱虚型蛋白尿的经验方为芡实合剂：党参、白术、茯苓、芡实、菟丝子、山药、百合、黄精、金樱子、枇杷叶。阳虚者，岳老推崇罗止园治肿胀方：山药、茯苓皮、党参、炙黄芪各18g，炒白术24g，生姜皮、薏苡仁、桂圆肉、怀牛膝各12g，猪苓、炮附片各9g，蔻仁1.5g，生姜3g，大枣3枚。阴虚证用加味知柏地黄汤。

2. 急症缓症策略不同

（1）急症须有胆有识

岳美中教授指出，古人在治急性病的紧要关头，常言"急下之""急温之"。"急"字之意，应包含着有胆；同时在"下之""温之"之中，应包含着有识。白虎汤、大承气汤、大陷胸汤、大剂清瘟败毒饮、附子汤、四逆汤、干姜附子汤、桂枝附子汤等，都是猛剂峻剂，必须认准证候，掌握分寸，既不可畏缩不前，更不可孟浪从事。医生投药，关系至重。有识无胆会坐失时机，而有胆无识，更会误人杀人于顷刻。

（2）慢病有方守方

岳美中教授强调，慢性病的治疗，用药要注意病变质与量的变化规律，治疗时要做到有方守方。有方守方，是指准确辨证后，当守方勿替，吴鞠通言"治内伤如相，坐镇从容，神机默运，无功可言，无德可见，而人登寿域"即是指此。若病程久，量变达到一定程度，不守方则难获全效。有时久病沉疴，虽服数剂药病情明显好转，临床上看似痊愈，其实只是病情向好的方面发展，是由量变到质变的开始，此时停药稍有诱因即可复发。即使在用药过程中病情亦常有反复，原因就是量变尚未达到质变的程度。假使中途易辙，培补不终，甚至操之过急，继以损伐，其结果不但会延长病期，甚至导致恶化。能持久守方不替，才可收到预期的疗效。"收效关键，仍在守方，守方之中须注意观察病之动向，以消息方药"，守方并不是一味死守，应当随机应变。

（3）久病制方，药专量小

岳美中教授继承了东垣治慢病小方频服的思想并有所发挥，他认为，后遗病体力不支，用药不应过多，有人往往以重剂治疗后遗病，欲求速功，欲速不达。长期虚弱尤其是兼有慢性脾胃虚弱者，症见胃纳减少，每天饮食不过二三两，还觉脘闷腹胀，如每日吞服大量煎药，只会给脾胃增加负担，加重病势发展。治斯疾，须假以时日，用小量药缓缓扶持，初看似觉太慢，日久则会由量变到质变，使功能恢复而痊愈。

（4）不忘脾胃为转枢

脾胃乃气血生化之源，又为人体气机升降之枢纽，是病理过程中重要一环，治疗疑难病证时当重视调理脾胃动能。脾恶湿，胃恶燥，湿有凝滞之性，必得燥以制约，燥又必须湿之柔润以和，这样燥湿相得，才能运化水谷之精微变生为气血。湿之化，又需肝的和柔之气以助之，湿化才能遂其生长之功，津液上升，布达固流。若脾气虚弱或脾为湿困，则肝之化源不足，肝之气不足，病将至矣，方宜补中益气汤。若脾为寒湿所困者，温其阳，除其湿，轻则理中汤，重则实脾饮。岳老还指出，治疗脾胃病的药物，脾之升运失常宜刚药。如中气虚者，参、芪以补之，芪之静与陈皮之动相伍。中焦虚寒者，用干姜，甚至桂、附以温之，务在寒尽，勿使阳亢。湿盛者，二术以燥之，湿除脾健则已，过则伤阴。清阳下陷者，升、柴以升之，量不宜过，当适其病所。中宫气滞者，陈皮、木香以理之，滞去则止，防其破气。总在升下陷之清阳，潜阴火之上逆。

3. 肾病善后调养

肾炎患者经讨治疗，虽然主症消失，但有些患者浮肿长期不退，一些患者尿常规检查显示微量蛋白尿，稍一劳累或感冒则易复发，迁延多年，顽固难消，最终可致重症。在善后调理上，岳老或减原方药味，或减药量，或改汤为丸，或食养尽之，后不药而待其阴阳自和而愈，处处顾护胃气，常可以甘平柔润之品缓缓补之，相其机宜，转以食补，谷肉果菜，食养尽之。

岳美中教授认为久服中西药品，补多则壅滞，攻多则伤正，不服药又无以愈病，提出谷气可以养人，长期服用，有益无害。因此据《冷庐医话》所载的黄芪粥加味制成一方：生黄芪30g，薏苡仁30g，糯米30g，赤小豆15g，鸡内金9g。煮熟成粥，每日两次服之，食后嚼服金橘饼1枚。方中多是谷物养人之品，宜肾阳虚、肾气虚者，可以改善慢性肾病残存的浮肿、蛋白尿，对慢性肾炎迁延不愈者亦颇效。

（二）岳美中教授治疗肾炎经验介绍

《中藏经》云："人中百病难疗者，莫出于水也。水者，肾之制也，肾者，人之本也。肾气壮，则水还于肾，肾虚，则水散于皮。"岳美中教授考虑肾炎内主于肾，而多诱发于外感病，终致肾失去行水的能力，酿成水肿。

1. 急性肾炎——汗法及峻下法

岳美中教授认为治急性病应辨明表里寒热，《素问·汤液醪醴论》所谓"平治于权衡"，诊察脉象的浮沉表里辨别病性。急性肾炎发作，此时邪盛正实，"祛邪即所以扶正"，因而使用祛邪法，正气自能康复。症见水肿、恶风、全身不适胀痛者，相当于中医风水，常用"开鬼门"法，以仲景越婢加术汤宣散表湿，以散邪、清热、补中、益胃的方法治水。无表证但肿甚、腹胀便结者，用《张氏医通》浚川散，涤荡肠胃之积，逐周身之水邪，用治火热郁结、水液不得宣通者最为有效。

2. 慢性肾炎——健脾温肾、补气化瘀

治慢性病应当鉴别阴阳虚实。阳证忌阳药，阴证忌阴药。杂药乱投是治疗慢性病的大忌，因其影响机体阴阳气血之平衡。同时，病邪淹留既久，势已就衰，但正气也因之大伤，不能支持。余邪稍有未净，病人即自觉难负；病邪已净，衰弱现象亦有类乎病邪。所以扶持正气，使体力恢复，则余邪不祛自去。

（1）健脾法

选用六君子汤，治气虚痰饮、呕吐痞闷、脾胃不和变生肿证者，能够健旺脾力，若三焦气滞加木香以行，脾胃气阻加砂仁以通；选用实脾饮，治疗身重懒食、肢体浮肿、口中不渴、二便不实者，可以温脾胃之寒，导水利气，即"气行则水行，脾实则水治"。

（2）温肾法

选用济生肾气丸，治疗肾虚脾弱、腰重脚肿、小便不利、腹胀喘急痰盛、酿成水肿者，以其强壮滋润、鼓舞肾气，又止渴利尿、消散水饮，用于中年后尤其老年衰弱性慢性肾炎效佳。脾肾两虚，苔白，脉沉缓或沉迟，两尺无力，应用本法，此即《医宗必读》"温补脾肾，渐次恢复"。

（3）补气法

选用保元汤，治疗元气不足致生浮肿者，气治而元气自足。此次方补水谷之气有余，生命门之气不足，所以岳美中教授认为应加肉桂来鼓舞肾间动气，用于虚性末期水肿，以及水肿消失后之善后阶段。慢性肾炎多有劳倦内伤，气虚不能卫外易罹患感冒。有的稍劳即发生微热、全身不适，岳老投补中益气丸取效。

（4）化瘀法

久病入络，肾有瘀血，岳老常在补脾温肾的基础上佐以活血化瘀。应用其自创方（组成：党参、白术、山萸肉、山药、车前子、赤芍各12g，泽泻、川芎各9g，巴戟天、补骨脂、肉桂各6g，当归、红花、丹参各15g，益母草30g）疗程较单纯温补脾肾明显缩短。此方用时须注意大便情况。大便稀溏，畏寒乏力，是命火式微，加熟附片6g。若大便2～3日一行，虽脾肾两虚亦不宜用附子，可合用巴戟天、补骨脂、菟丝子等软温以补肾阳。

（5）一般治疗方剂

五苓散，治疗浮肿多在身半以下，可加南木香、丁香、沉香、槟榔、白豆蔻，以补脾利水，化气渗湿。五皮饮，治疗水病肿满，上气喘急，腰以下肿，忌生冷油腻坚硬之物及盐酱，湿盛者加苍术、薏苡仁，有风加防风、荆芥，常用可加少许沉香、肉桂、炮姜增效。治水气溢于皮表，以皮走皮之意。

3.肾盂肾炎——清补兼施

肾盂肾炎大部分属于"劳淋"范畴，一部分属于"血淋"或"膏淋"。患者多见易倦而不耐劳、面色不华、肌肤不润、腰酸腰痛、夜尿频繁等虚弱症状，多属气血不足之征；有不同程度的蛋白尿或间歇性脓尿甚至尿血，排尿不适，脉滑数，舌淡，则为水道有瘀血或湿热之征。岳美中教授治疗肾盂肾炎的原则是清浊、利湿、泻热、行滞、活血与补虚。常用猪苓汤、八正散、地黄汤、左归饮、内托生肌汤（黄芪、甘草、乳香、没药、杭芍、丹参）加减。

急性肾盂肾炎和慢性肾盂肾炎急性发作，症见尿急、尿频、尿痛甚至尿血，体温升高，岳美中教授用猪苓汤淡渗利水润燥。慢性肾盂肾炎治当培补正气，可用济生肾气丸。伴有尿毒症，改投瓜蒌瞿麦丸代济生肾气丸，合并感冒宜补中益气丸。根据临床见证不同，可单独使用或合方应用，但皆以清补兼施为主。初起多用清热利湿药，后期病情稳定则偏于调补。疲乏无力重用参、芪；尿频而混加茅根、通草、车前子；腰酸腰痛加牛膝、续断、当归、首乌、巴戟肉或龟甲胶、鹿角胶；面肿腿肿加薏苡仁、防己、冬瓜皮；蛋白尿、脓尿及血尿加龙骨、牡蛎、生地炭、茜草、黄柏、海螵蛸、阿胶或重用花粉；头痛加枸杞、菊花；纳呆脘胀加萸炒连、砂仁、菖蒲、陈皮、枳壳；并发尿毒症，用独参汤、外台茯苓饮、真武汤等。

4.小儿肾炎——玉米须煎汤

对于小儿肾炎，岳美中教授反对用偏性较重之药物，小儿正处于生长发育阶段，体质娇脆，用重药恐伤其生气；同时小儿生机充旺，稍加辅佐，每随生长发育而逐渐康复。因此小儿罹患肾炎，肾脏有所损害，应当使用平和之药味调之。玉米须甘平无毒，利尿消肿而益肾，岳老常用玉米须治疗小儿肾炎。方用：玉米须60g，干者洗净，煎水代茶饮，连服6月，可期获效。

（三）其他方面的学术思想

1.方药配伍阴阳相济

岳美中教授提出用药组方应当既标本兼顾，又主次分明；既讲究协同配合，又注意防止偏颇弊端。凡补剂必加疏导药，补血不滞；通剂必加敛药，散中有收。如此动静结合，阴阳相济，生化无穷。以补气养血之静药，配伍调气活血之动药，或静药为主，辅以少量动药，意在阳动促阴，方如固本丸。或动药为主，佐以少量静药取阴为阳之基，阴静制阳，方如保肺汤。黄芪之静宜与陈皮之动相伍，服人参者加莱菔子以消之，服白术者加枳实以消之，熟地黄与砂仁同用，生地黄与细辛同捣，皆取阳动促阴，阴静制阳之义。岳美中教授以此分析炙甘草汤：以胶、麦、麻、地、昌、枣补益营血，以参、姜、桂、酒补益卫气，阴药非重量则仓促间无能生血补血，但阴本主静，无力自动，必凭借阳药主动者以推之挽之而激促之，才能上入于心，催动血行。

2.方药不传之秘在于用量

方剂药物的剂量在治疗时至关重要，一多一少，可上下药力；一进一退，可左右药效。制方讲究君臣佐使。李东垣云："君药分量最多，臣药次之，使药又次之，不可令臣过于君，君臣有序相与宣摄，则可以御邪除病矣。"吴茭山云："凡用药铢两，主病为君，以十分为率，臣用七八分，辅佐五六分，使以三四分。加减外法，数用辅佐，如此用庶不差矣。"岳美中教授认为在具体运用上，应先准确选择一味药作为君药为方剂的核心，用量最重。再适当地辅以臣药以协助君药增加力量，用量次于君药。其次配以佐药，佐药有正佐有反佐，一般制方多用正佐，以其可正向增强君臣药物之药力，当疾病出现矛盾的证候或服药后发生抗拒情况时则用反佐，起到相互制约的作用，用量上一般都要比君臣药轻。最后选择使药（引经药）起到向导的作用，以便直达病所。用量从小，以不妨碍君臣佐药的主要作用为标准，通常有"使药不过钱"的说法。此外，有时根据病情的复杂性加入其他对症的药品，分量也要小于君臣药。

3. 分型论治与辨证论治相结合

近年来对现代医学诊断的某种疾病采用中医分型治疗的方式屡见不鲜。岳美中教授认为任何疾病都有其独有的发生发展过程，而分型往往只是一个阶段具体情况的概括。在疾病全过程中，"型"是可以转化的，因此不能以静止的分型去概括变化的疾病，必须根据辨证论治原则具体病情具体分析，从客观的证候与内外环境的不同来灵活诊断。

对于复杂疾病以及一些疑难杂证上，分型往往很难，若盲目分型更容易导致失治误治，加重病情的复杂程度。面对复杂病情时，诊治要点是从众多矛盾中分析出主要矛盾，从而化解一系列难题，这种思维正是辨证论治的精髓。还有一个重难点是重视人体的特异性，即使治疗同一疾病，根据个人体质差异，也应分别给予不同治疗方法，所以临床必须反复审详患者的体质情况权衡治疗方法。同时还应重视因时、因地制宜，即重要的"天人合一"思想治疗同一疾病，由于地理环境和气候条件的不同，在方药的选用上也要有所变化。分型论治是需要向辨证论治的方向发展的。只有灵活地将分型论治与辨证论治相结合、辨证论治与专方专药相结合，才能使中医基础理论与临床实践相结合，从而提高中医学术水平和临床疗效。

4. 辨证论治与专方专药相结合

岳美中教授认为专病专方与辨证论治相结合的治疗方法，正是中医学的根本所在，主张中医治病必须辨证论治与专病专方专药相结合，两者均不可偏废。所谓专病专方，就是对某病针对性强、疗效高、迭经验证的方剂，就是用专方治专病。《伤寒论》首揭"辨病脉证并治"，《金匮要略》亦是如此，书中指出某病某证某方"主之"，此即为"专方专药"；某病某证"可与"或"宜"某方，是在辨证之下随宜治之之意。后世《备急千金要方》《外台秘要》皆依此法。因此，"可知汉唐医家之辨证论治是外感杂病分论各治，在专方专药的基础上照顾阴阳寒热表里虚实"。

在专病专药的基础上，审度病情的阴阳、表里、寒热、虚实，也仍旧是极为重要的不可缺少的治疗方法。岳美中教授指出，辨证论治是"因势利导"之法。药随证转，过与不及皆非其治。辨证论治是在专方专药基础上发展起来的，有明显的时代性。"时至今日，西医持物理化学等之诊察武器，所下诊断，其病名确实可复。我以为诊断当从西医之病名，治疗当从中医之辨证，则病有专归，证有隶属，论施治法，才不致歧路亡羊"，临证不仅要辨证候的阴阳表里虚实寒热，还要进而辨病、辨病名（包括中医与西医病名）、辨识疾病的基本矛盾所在，然后运用古今卓有成效之专方专药处置该疾病之基本矛盾，根据机体内外环境的特点、证候的单纯与兼夹，相应地辨证用方遣药。有一些病目前无专病专方可资征用，辨证论治原则仍是治疗的主要途径。

5. 治疗泌尿系结石的学术思想

岳美中教授认为，泌尿系结石的形成机制在于"阴阳偏盛""气血乖和"与"湿热交蒸"，同时又存在地方水土因素，凡一般输尿管和膀胱结石，体积在尿道中有通过之可能者，均有机会服中药以排出。若患者湿热下注，煎熬成石，治当淡渗利湿，苦寒清热，可仿猪苓汤、石韦散化裁。凡形体壮实者，要把治疗的重点放在祛除结石上。结石不移动者，应大胆行气破血，选用药物如三金（金钱草、海金沙、鸡内金）、二石（石韦、滑石）、王不留行、牛膝等，专方如八正散、猪苓汤等，以推动结石的排出。若形体虚衰，则除使用治疗结石的专药外，还应辅以扶正药物，攻补兼施。肾内结石，以补肾为主；输尿管结石，以下行加分利为主。泌尿系结石引起肾盂积水，为肾阳虚不能化水所致，宜温阳强肾。辨证若下焦阳虚，宜加入巴戟天、肉桂、当归、肉苁蓉、附子等；若卜焦阴虚，宜益以生地黄、知母、黄柏、沙参、玄参、麦门冬、怀山药等；若腰疼，配以川杜仲、川牛膝、桑寄生、枸杞；若小便艰涩，宜伍以车前子、建泽泻、云茯苓、木通等；若有瘀血，宜辅以王不留行、杜牛膝、当归尾、茜草根、赤芍药、制大黄、鸡内金、桃仁、丹皮等。他根据自己的临床实践，提出渗湿利尿、通淋滑窍、溶解结石、防止结石复发等15类排石用药。同时，配合针灸、太极拳、气功、热浴等综合治疗，多饮水、常运动，对结石下移与排出亦有帮助。

6. 治疗老年病的学术思想

（1）老年人生理及病理

岳美中教授提出，老年人五脏渐损，元气不继，出现发鬓斑白或堕落、目不明、齿槁、言善误、皮肤枯、身体重、步行不正、喜卧、生育能力减退等，均体现了老年人体格趋衰，先后天之气皆不足之特点，但仍属于生理范围，如无特殊痛苦一般不作疾病处理。老年人脏腑功能低下，易虚易实，易生寒热，其病诊治及好转皆较困难。因此治疗时须仔细观察，勤总结，慎下药。

（2）药量小

一般从 70 岁开始，方剂的药量应减半。视体质情况，弱者每味药用 3～6g 即中。发汗药不超过 9g，泻下药不超过 5g。老年人偏于气虚、阳虚者多，黄芪、附子较常量稍大无碍，苦寒药如黄连 1～3g 足矣，药量过大极易损人。

（3）用药平和

切忌猛投剧毒之味，如马前子、川草乌、斑蝥、砒霜、巴豆、水仙子等，克伐脏腑，使正气难复，促人命期。

（4）多用补药少用泻药

岳美中教授认为补药能振奋脏腑功能，改善人体赢状，利于延寿祛病；泻药应中病即止，若施用不当，一泻恐气陷气脱。但补与泻的关系又应活看，药物治病的针对性第一紧要，投对了就是补药，投不对就是泻药。岳老将补法分为六种，即平补、调补、清补、温补、峻补、食补。

（5）注重脾胃

岳老讲道："余到晚年，在治疗一些杂症和老年慢性病方面，运用东垣方剂，灵活变通，受益匪浅。治慢性病，若终得培土一法，常可峰回路转，得心应手，调理后天脾胃，确是治疗内伤杂病的善策。"人之衰老，肾精先枯，累及诸脏，此时全仗脾胃运化、吸收精微，使五脏滋荣，元气得继，即所谓"后天养先天"。调整饮食，促进消化功能之健全，保持大小便通畅，实为治疗老年病之关键。治疗脾胃病，应以清淡补脾为主，辅以少量行气消食调理之品。同时，治疗老年病方法应多样化。不应拘泥于中药治疗，气功、按摩、针灸、推拿、食疗等疗法都可以使用。

7. 治疗肺结核的学术思想

肺结核是三大慢性传染病之一，属于"劳瘵"范畴，岳美中教授对肺结核的诊治颇有经验。

（1）病因与证候

岳老认为，劳瘵的发病，"劳虫"为其标，而患者常年房劳过度，有伤肾阴，身体抵抗力低下，是劳瘵的一大原因。在内伤招致劳瘵外，又有纯由外因而引起劳瘵的，是外感久咳而成，多属阳虚。劳瘵的症状是以午后潮热为特点。结核病若持续潮热，则表明病势是在持续进行的时期。故劳瘵应当及时救治，若姑息等待，延至末期，则医药无能为力。

（2）劳瘵初期——轻型

劳瘵初期甚轻，当与外感咳嗽严格鉴别，以防失治误治。治法上，阴伤阳浮，水涸金燥者以甘寒养肺法治之；脾胃先虚，不能制水，水泛为痰，水冷金寒者宜立效方主之；火烁肺金者，宜六味丸主之；肺中有寒热，宜竹叶饮子主之。兼见吐血者，分脏审源而治之，宜生地黄、知母、百合、款冬、十灰散、茅根、茜草等。潮热骨蒸者，宜秦艽鳖甲汤，兼见五心烦热者，用清骨散；盗汗严重者，用生脉散；失眠为重者，用仲景酸枣仁汤。

（3）劳瘵中期——重型

若劳瘵长期不愈，则日晡发潮热，咳喘不已，或咳血时发，盗汗、失眠、厌食各症状增进，消耗特甚，肌肉锐减。但亦有得病不久即现此症状者。岳老提出，月华丸为治疗以上诸症状者一平稳而有效的方剂，曾获得临床试验验证。

（4）劳瘵末期——极重型

劳瘵末期，脉细数而疾，精神由衰弱转呈尖锐化，皮肤甲错，大肉尽脱，喘急咳嗽，声音嘶哑，病已至此，极端严重，多在不可救药之列。其中肌肤甲错者，可用仲景大黄䗪虫丸。有瘀血咳嗽者，可用葛可久太平丸。病已至此，患者十分衰弱，应当施以滋补，维护正气。

8.治疗其他内科杂病的学术思想

（1）风湿性心脏病

本病属于中医"心悸""水肿"范畴。久病者正气虚弱，易感受风寒邪气。岳美中教授反复强调，"先其所因，伏其所主""急则治标，缓则治本"，祛邪为主，除邪务尽，祛邪须与外邪找出路。外感已解，方可言治本。岳美中教授摸索出经验方（组成：党参、天冬、熟地黄、菖蒲、紫草、连翘、甘草），党参25～30g，菖蒲开胃入心，剂量用至25g，熟地黄应加砂仁炒拌，甘草实满者不宜用。若下肢水肿甚或腹水，加茯苓、丹参、益母草、苏木、鸡血藤以活血利水，茯苓亦用至25g。风心病心衰晚期，多有中满苦急，肝木克脾土，脾虚水泛，更有心阳虚、肾阳不足，岳老主张以真武汤为主方化裁。久病入络者，法当补气养阴，活血化瘀，疏通经络，治予方1（组成：黄芪、党参各15g，麦冬9g，五味子、肉桂各6g，茯苓30g）、方2（组成：橘络、丝瓜络各6g，青葱管5寸，茜草根、旋覆花、赤芍、归尾、桃仁、红花、青蒿各9g，鳖甲25g，大黄䗪虫丸1丸。）先服方2三天，继续服方1三天，交替服药。

（2）糖尿病

《景岳全书》："上消者，渴证也，大渴引饮，随饮随渴，以上焦之津液枯涸……中消者，中焦病也。多食善饥，不为肌肉而日加消瘦，其病在脾胃……下消者，下焦病也。小便黄赤，为淋为浊，如膏如脂，面黑耳焦，日渐消瘦，其病在肾。"岳老对顽固性糖尿病凡兼舌质暗，唇紫，脉涩者，加入活血化瘀药如丹参、益母草；渴甚加大北沙参剂量补气养阴生津，或以葫芦茶、钗石斛各15g煎汤常服；皮肤生疮久不收口，服鹿茸粉0.3～1.5g，每日3次冲服，既能促进疮疡愈合，又能增强体质。

（3）高血压

初病高血压，应抓紧调整。收缩压易降，舒张压不易降，以调整为佳——逍遥散、小柴胡汤是很好的调整方剂。东垣半夏白术天麻汤是稳当之方，可按原方原量配伍锉为粗末，每天9～12g煎服，胆南星可代天麻。3～4天症状即好转。

（4）病态窦房结综合征

本病是由窦房结起搏或（和）窦房传导功能障碍引发多种心律失常，并继发相应临床症状的综合征，轻者乏力、头晕、眼花、失眠，重者可见短暂黑矇、晕厥等。临床多有脉沉迟而细，左脉稍大，属于心肾阳虚证。岳美中教授认为慢性病属生理衰退者多，治当培补根本。若用温经通阳药疏表发汗，固能暂快一时，然发散之法实属削弱机体抗病能力。所以培补之法不应依赖辛温兴奋之药，而当以强壮为主。岳老喜用保元汤，或合参麦散共用。用药注意麦冬在太阴不宜。兼见遗精、阳痿属肾虚者，加入枸杞、巴戟天、肉苁蓉、熟地黄、菟丝子、山萸肉等温而不燥之补肾药。手指塌陷属肝血虚者，加入柏子仁、当归。方中黄芪、党参各 18 ～ 25g，甘草 9 ～ 12g，桂枝入心，3g 足矣，欲取以动推静（参、芪、草），守方稳进，3 ～ 5 个月可期获效。

9. 治疗内科杂病经验方

饮停胁痛（湿性肋膜炎）：清半夏 9g，毛橘红 4.5g，云苓片 9g，炙甘草 4.5g，川枳壳 3g，玉桔梗 3g，水煎服。表面肿痛者加白芥子 3g。

便血日久不愈，无腹痛者：木耳炭 30g，柿饼炭 30g，内金炭 30g，陈皮炭 15g。共为细末，每服 3g，白开水送下，早晚各 1 次。

胃神经痉挛作痛，忿怒易发者：甘松 60g，香附 90g。共为细末，每服 6g，白开水送下。

伤寒感冒：粉甘草 6g，冰片 3g。共为末，6 日内以少许点日内眦角，6 日外点两眦角。

项后发际疮：川羌活 9g，防风 9g，白芷 9g，菊花 9g，连翘 9g，银花 9g，红花 6g，川芎 6g，花粉 9g，蜈蚣 1 条，赤芍 9g，甘草 6g。重者用蜈蚣 3 条，加全蝎 1.5g，乳香 15g。水煎服。

妇人乳痛：黄芩 6g，黄柏 6g，干姜 6g，甘草 6g，椿白皮 1g。共为细面，用黄米醋调好，箍于患处，再用乌青布绷之，隔 1 ～ 2 日肿消痛止，且无后遗症。若七日后疮溃出头，仍肿硬，则以人乳汁调箍之，须留溃孔处，使出脓，亦可令肿痛处早好。乳癌结核、乳疽，不肿硬者不可用。

眼受外邪，赤肿疼痛，大便秘结，小便短赤：酒军 9g，芒硝 9g，柴胡 6g，酒归尾 9g，生地黄 9g，黄芩 9g，荆芥 6g，防风 6g，赤芍 9g，栀子 9g，菊花 9g，连翘 9g。水煎服。忌食鱼腥。外用熏洗方：荆芥、防风、蝉衣、僵蚕各等份，水煎熏洗之。

（四）继承人对学术思想的发挥

1. 岳沛芬

岳沛芬为岳美中教授之女，从事中医临床工作 30 余年，积累了丰富的临床经验，理论造诣深厚，主要治疗和研究中医内科、妇科、皮肤科及一些疑难杂症，特别是在妇科疾病的治疗方面独具特色。岳沛芬总结了其父岳美中教授相关证治经验后自拟抑肝和胃汤结合辨证治疗，在治疗腹胀疾病方面取得了良好的临床效果；与岳美中教授共同总结出排石汤方剂用于治疗泌尿系结石的经验，疗效显著；著有《岳沛芬临床经验集》，记录了其临床实践中学习运用父亲岳美中教授的学术思想而获得的临床经验，并结合临床及个人经验进行了延伸和扩展。

2. 王国三

王国三 1950 年追随岳美中教授学习，同时博览各家，勇于创新。他对中风的治疗提出四个阶段分型：第一是开关；第二是重镇；第三是清滋；第四是腻补。在对岳美中教授学术经验进行学习的同时，王国三对《黄帝内经》保肾藏精、补益脾胃、调补阴阳、间者并行甚者独行的思想极为推崇并灵活应用，著有《王国三医学文集》《中医临床家——王国三》《王国三临证经验集》等。王国三效法东垣、重视脾胃，认为治脾胃之法，莫贵于升降，总结了治脾胃十六法则应用于临床；参与《急症胃痛证治》《临床中医内科学》等出版物的编撰；对叶氏久病入络理论及通络法进行了扩展：辛润通络化喉瘤、辛温通络疗胃痛、搜剔通络驱顽痹、辛香通络治胸痹、滋润通络消胃痞。

3. 王占玺

王占玺早年师从于岳美中教授，业医30余年，临证经验丰富。他在治疗神志及睡眠疾病方面颇有建树，医治久痛、久喘、久咳、长期低热、顽麻、久汗、久胀等内科慢性疾病兼有心神不安症状时，均配以安神之品，屡起沉疴。在临床实践中，他运用酸枣仁汤颇有独到之处。他认为，失眠多见于内科杂病之兼症，单纯运用酸枣仁汤效果不佳，必须在辨证的基础上，针对病因，治其主病配合酸枣仁汤往往可以获得满意的疗效。

4. 李春生

李春生出身于三代中医世家，师从岳美中、方药中教授，学习继承了岳美中教授对老年病的治疗经验与学术思想，长期从事高龄和老年医学、急诊医学、养生康复医学研究，对老年疾病、消化系统及肝胆疾病、妇科疾病及呼吸、泌尿、血液系统等疾病积累了丰富的临床经验。发表医学论文及其他医学文章多篇，主持或参加编写并已出版的医学著作多部，代表作有《中医老年学概述》等。

5. 江幼李

江幼李是岳美中教授的关门弟子，出生于医学世家，从事中医基础理论研究、中医内科临床和中医高级人才培养等工作40余年，对肿瘤和肝病的中医治疗尤为擅长，对于肥胖症、高脂血症、妇科不孕症等也有独创的理论和治疗经验。他深度总结了岳美中教授的学术思想与临床经验，著有《忆岳美中先生二三事》等。其《道家文化与中医学》是最早对道门医学进行系统研究的专著，《论卫出下焦》《论阴阳的起源与一分为三》《论黄帝内经中的因天之序》《肥胖的中医治疗》等在学界均产生了一定影响。

五、代表著作及主要内容

（一）《岳美中论医集》

本书共列有 35 个专题，分别阐述了岳美中教授对中医辨证论治理论体系的学术见解、对以内科为主的常见病的辨证论治思路与经验、对临床用药规律的体会与归纳，反映了岳老辨证与辨病相结合、辨证用药与专方专药相结合、治急性病要有胆有识、治慢性病要有方有守等学术观点。

（二）《岳美中医案集》

本书是岳美中教授临床医案的记录，涉及多种疑难病证，如对于慢性肾炎、尿毒症及急重感染性疾病等疾病的治疗，内容详细可靠，是岳美中教授从事医疗工作几十年的宝贵临床资料。

（三）《岳美中医话集》

本书初版共收医话 52 篇，内容涉及治学方法、医籍评介、理论探讨、方剂药物、临证体会、个人治案，以及中医理、法、方、药等。增订版补收医话 19 篇，包括学医、医德、医史人物及传闻、临床经验介绍等方面。

（四）《岳美中医学文集》

本书整理了岳美中教授的医学著作，包括《锄云医话》《锄云杂俎》《实验药物学》《诊断学辑要》等手稿，以及《岳美中论医集》《岳美中医案集》《岳美中医话集》《岳美中老中医治疗老年病经验》《老年病施治经验续谈》等研究文献。

（五）《岳美中经方研究文集》

本书收集了岳美中教授对经方的研究和应用成果，分为四部分：论述张仲景及其著作的 22 篇文章和一篇关于《伤寒论》《金匮要略》药物使用情况的统计；20 世纪 30 年代末至 50 年代初岳美中教授医学笔记中有关经方的论述；岳美中教授临床应用经方的部分典型医案和医疗经验总结；陈可冀、李春生、王国三、王琦总结岳美中教授应用经方经验和研究经方药物配伍规律的文章。

（六）《岳美中全集》

本书上编在《岳美中医学文集》的基础上，增补了岳美中教授相关医论和临床经验，重新排序，分为医论医话、论方剂与药物、临床验案及治疗老年病的经验。中编由医学笔记、《伤寒论》《金匮要略》考释和中医麻风病学组成，所收均是先生生前未发表过的文稿。下编包括自述文稿、医事建言、早年诗文、锄云诗集、信曾函与序铭。

第二章 姚正平

一、概述

姚正平（1908—1979），自幼喜爱中医，师从刘芷菁、张友松，18岁开业行医，曾先后于北平国医学院、北京市第五医院、北京市中医学校内科教研室工作。1956年北京中医医院建院后，姚正平任内科主任医师。他于20世纪60年代创建中医肾病组，1978年被确定为北京市名老中医学术经验重点继承对象，曾任中华医学会全国中医学会常务理事、北京中医学会理事。

姚正平擅治肾脏、心系疾病，对于慢性肾炎、泌尿系感染、冠心病、肺心病等疾病的治疗有很高的水平。他提出"命门 – 三焦气化"学说，认为命门之火是三焦气化的原动力，命门火衰必然导致三焦气化不利，进而引起水液代谢障碍，从而形成痰、饮、湿、肿、臌、胀等多种病证，肾炎水肿只是其中之一。他认为，虽然外感风寒、疮疡湿毒、饮食劳倦、房劳过度等均可诱发肾炎水肿，但命门火衰导致三焦气化不利是产生水肿的根本原因。他强调脏腑功能失调以及人体阴阳气血失调在肾炎各个发病阶段中的意义，提倡注重患者的饮食调摄，提出应用鲜鸡汤、鲤鱼汤等食疗方法提高肾病患者的血清白蛋白，改善水肿症状，这些均具有重要的临床应用价值。

二、医家简介

姚正平，原名姚秉中，浙江绍兴人，其父为清末六品官职，管辖钱粮。1925年姚正平开始跟从刘芷菁学医，后拜京城名医张友松为师。1926年在北京东城区手帕胡同开业行医。1928年曾在北平国医学院工作，1950—1955年，除家中设诊之外，姚正平还常去庆仁堂、济仁堂、万全堂、千芝堂、西鹤年堂出诊。1955年进入北京市第五医院工作。1960年于北京市中医学校内科教研室任教。1956年北京中医医院建院后，姚正平被首批聘用为内科主任医师，20世纪60年代创建中医肾病组，任中医肾病组组长。曾任中华医学会全国中医学会常务理事，北京中医学会理事。1978年被确定为北京市名老中医学术经验重点继承对象。姚先生撰有《急慢性肾炎的发病机制及临床治疗之我见》《谈谈我对"泌尿系感染"的治疗体会》《慢性肾盂肾炎中医治疗初步探讨》等论文10余篇，收录于《北京市老中医经验选编》《名老中医经验集》等书，为后人留下了宝贵的财富。

三、师承源流

姚正平先生自幼喜爱中医，17岁开始跟从刘芷菁学医，后拜京城名医张友松为师。其师张友松（1983—1961），男，北京市人，1917年毕业于清太医院附设的医学馆，曾任逊清太医院医官，内城官医院医官，一生推崇《脾胃论》，受李东垣学术思想影响较大。故姚正平先生的学术思想也强调脾胃的运化功能，在治疗时注重温运脾阳。其师承源流图见图2-1。

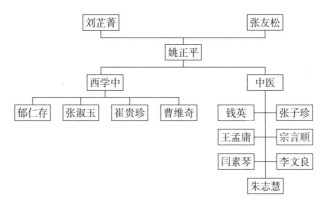

图 2-1　姚正平师承源流图

四、主要学术思想特点

（一）肾病方面的学术思想

姚正平认为肾炎多属本虚标实之证。内伤七情、饮食失节、房欲过度等导致肺脾肾的虚损乃发病之夙根。外感风寒湿邪，热毒等导致的痰凝、瘀血、湿热等病理产物则为表。故在治疗疾病的时候当注重补中有散，兼顾祛邪，强调补而勿滞。

1. 提出命门－三焦气化学说

姚正平提出了命门－三焦气化学说，注重命门与三焦的功能，认为三焦乃中渎之府，具有主持诸气的功能，是气化循行的通道，借肺、脾、肾三脏阳气推动运行。命门则是气化的动力之本，人体真阴、真阳的根源。其认为人体气化功能，体液代谢运行非单一脏腑能够完成，命门、三焦与其他脏腑（主要是肺、脾、肾）共同维持。

人体水液代谢虽受制于脾，实际是依赖命门之火以温养脾土，蒸化水液，成为精气，以滋养肌肉（脾主肌肉）；肺有布化精微之功，内则滋润脏腑，外则滋润皮毛（肺主皮毛）；肾主水，阳气充沛则水气不妄行。肺肾借气化上下交通。肾炎的排泄功能障碍，主要是肺脾肾阳虚、三焦气化失调所致，其本是命门之火衰微。

2．分阶段辨阴阳失调

在肾炎不同阶段表现的五脏六腑阴阳的性质和转变不同。慢性肾炎阶段，通常可见肾中阴阳失调，以脾肾阳虚、肾气不足为本；水肿时，通常表现为肺脾肾阳虚，三焦气化不利。疾病进展合并高血压时，临床逐步出现阴虚症状，以肾阴消耗为主，水不涵木，引起肝阳上亢，而致上盛下虚，治以滋阴涵木，镇肝潜阳。尿毒症时血压升高，当以填阴为急务，少佐助阳之品，因有一分真阴存在，阳气就不致无所依而致阴阳离决危及生命。

3．辨脏腑失调

肾炎在治疗过程中，应充分注意调整脏腑功能。脾肾两虚是慢性肾炎在病理上最重要的问题，脾肾两虚是水肿主要的内在原因，肾炎往往表现为脾肾两虚，故在治疗中常以脾肾双补为法，补脾开胃之药应经常使用，以滋化源，否则不易取得疗效。肝肾同属下焦，通过调理气机而对水液在三焦水道疏通上起着一定作用。此外气血双亏日久，常可出现心气不足，少气怔忡。水湿泛滥，水气可上凌心肺，导致心悸、呼吸不利。

4．辨气血失调

气血失调是病程中的主要病理表现。肾炎水肿阶段首先表现为脾气虚，日久后天运化失能，继而出现气血亏虚，五脏六腑、四肢百骸失去温养，加重脏腑失调，血色素降低，血白蛋白低下，水肿加重。肾血流量的减少导致肾功能下降。气血亏虚严重者可引起出血，如鼻衄、齿龈出血、消化道出血等，这时补充血液治疗和大补气血之剂均难有疗效。故应争取早期治疗，以补气血为主，因脾为后天之本、水谷之海、气血之源，故健脾益气补血为肾炎调理气血的主要法则。

（二）擅长治疗的代表性肾脏病经验介绍

1. 急性肾炎

姚正平认为急性肾炎多在感受风寒湿热，出现皮肤疮疡和感染病灶如急性扁桃体炎等之后所产生，儿童及青壮年的发病率较高并属阳水范畴。

（1）风寒型

本证多为感染寒邪，肺失宣达，三焦气化失调，可见恶寒发热、咳嗽、口渴，头面、下颌、四肢浮肿或伴有胸水，舌淡苔薄白，脉浮紧或沉细。临床治疗由三复方灵活加减运用：麻杏石甘汤，外解寒邪，内清里热，宣通肺阳；射干麻黄汤，温肺祛寒，宣降肺气；五皮饮，调理脾肺，通调水道，调整三焦气化。

（2）风热型

本证感受外风，内蕴热毒，肺失肃降，三焦气化失调，临床见头痛发热，咽喉肿痛，咳嗽气喘，口渴，病初头面浮肿，四肢轻度浮肿，尿少，大便干，舌苔白，中心黄，质红，脉沉滑数或弦大。方选用桑菊饮加减，清热解毒，宣降肺气，调整三焦。

（3）IgA 肾病

本病临床常见咽峡充血，咽壁淋巴滤泡增生，扁桃体慢性增大，可有轻度浮肿或不肿，尿少、涩或为洗肉水色。本病多为毒热未清，阴虚内热，迫血外溢，治疗多用生地黄、玄参、银花、蒲公英等养阴清热解毒之品，白茅根、小蓟等清热凉血之剂。

（4）过敏性紫癜性肾炎

本病中医辨证多属风湿毒热入血，迫血外溢，常见双下肢皮肤小出血点或大小不等的紫斑，伴有血尿，色如洗肉水，或伴有腹痛、便血等消化道出血症状。方多以四物汤为主，治以养血活血，祛风除湿，解毒脱敏。

2. 慢性肾炎

（1）肾性水肿

本病以全身高度水肿、大量蛋白尿以及血清白蛋白降低、胆固醇升高为主症。方选真武汤，佐以五苓散，温肾扶阳，培土治水。姚正平提出，对于血清白蛋白较低者，可选用十全大补汤加减，体外输入血清白蛋白，亦可用动物蛋白摄入方法，创"鸡汤疗法"辅助提高血浆蛋白水平：采用出生1年内的童子鸡，重量1～2kg，去毛洗净清腔，整鸡放入砂锅内，加足量饮用水，小火煮到鸡肉呈烂泥样，与汤混调为奶液状，每日早晚空腹各服200mL。

（2）肾性蛋白尿

本病患者均有一定程度的脾肾两虚，其中以肾虚为主。肾气足则精气内守，肾气虚则收摄无权，而精气外泄则形成蛋白尿。治疗方面，姚正平在益肾固气的同时，注重滋阴助阳健脾，多用生地黄、熟地黄、山萸肉以滋阴，肉桂助阳，生黄芪、党参、白术健脾益气，金樱子、枸杞、菟丝子、鹿角霜固肾摄气。

（3）尿毒症

尿毒症发病机制为肾实质受损，肾血管改变，肾阳式微，真阴亏损，肾脏功能低下，水谷精微运化无能，从而损及实质，形成尿闭（尿毒症）。肾阳亏损，气血双亏，肾血管失于濡养，而逐渐引起肾血管硬化，导致血压升高，最后发展为肾硬化或肾萎缩。临床治疗上随证应变而不拘一格，方多选桂附地黄汤、生脉散加减以滋阴助阳，黄芪、当归等益气补血，远志、茯苓交通心肾，枸杞、五味子收敛肾气，肉桂温阳益肾。

3. 中药联合激素治疗

激素是目前治疗肾病综合征、急慢性肾炎的常用药，但其副作用大，复发率高，与中药相配合后，可以最大限度地预防激素副作用和减少复发概率。激素类似一味阳性药，进入体内可起到类似真阳的作用，有资助肺、脾、肾，推动三焦气化的功能，故而对于一些高度水肿，大量蛋白尿的患者有较好的疗效，而对于热毒内盛，气血两亏的患者往往差强人意。因激素类似阳性药，长期使用激素可致真阴亏损，阴阳失调，出现库欣综合征，表现为面如满月，四肢消瘦细弱，手足心热，夜眠不安等，故而用激素的同时，中药当以滋阴为主，以治阳亢，另予健脾益气为辅。

4. 检验结果和临床辨证相结合

姚正平在临床治疗中积累了大量的经验，将检验结果和临床辨证相结合，为广大医师提供了借鉴方向，见表2-1。

表2-1 检验结果与临床辨证对应表

检查	异常项目	中医辨证	备注
尿	蛋白多	肾气不固，精气外泄	包括泌尿系生殖系感染，盆腔感染
	白细胞多	下焦毒热	
	红细胞多	毒热内蕴，迫血外溢肾不摄血	急性咽炎、扁桃体炎、鼻炎，出血性肾炎

检查	异常项目		中医辨证	备注
尿	比重	降低	尿清长，肾气虚寒	
		增加	尿赤黄，下焦郁热	
	酚红排泄下降		肾阳亏损，开阖失司	
血常规	红细胞、血红蛋白降低		气血双亏，心脾不足	
	白细胞计数及中性粒细胞升高		毒热内蕴	
血生化	胆固醇升高		脾虚，中焦运化失常	若非蛋白氮（尿素氮）严重升高，为浊阴之内郁不得外泄
	血浆蛋白降低，白球蛋白比倒置		精血亏损，肝脾不足	
	非蛋白氮（尿素氮）增高 二氧化碳结合力下降		气血双亏，肾阳亏损	
	水电解质紊乱		脾胃升降功能失调	

（三）其他方面的学术思想

1. 治疗肺心病经验

肺心病之喘为虚喘：肺气虚表现为喘促气浮，多为吸长呼短；肾气虚表现为不能纳气于肾，多为吸短呼长。在肺心病发生发展过程中，由于气机阻滞，脾肺功能失常而生痰饮，其清者为饮，病位在脾，浊者为痰，病位在肺。晚期常因脾不运化，水湿不能化气，饮溢肠胃，可见泛呕、脘闷；饮停于胸膈，阻碍气机，肺气失降，则可见胸闷、喘满；肾虚不能制水，三焦通调失职，则可见浮肿、尿少、面色灰暗；水气凌心则可见心悸、气促。

肺心病虽为虚证，但因气虚而常易反复外感风寒而成虚中夹实。由于本病反复外感而使病情日益恶化，姚正平强调预防、及时有效地治疗外感是预防慢性支气管炎、肺气肿、肺心病的关键。

肺心病的治疗大致可分两个阶段：①缓解期：多属本虚，治疗当以补虚扶正为主，以培补肺肾为要，治心为辅，以益气养阴补肾兼降气化痰。②急性发作期：多属本虚标实，其中可有几种情况：心功能代偿不全，以摄纳肾气、消肿平喘为主，佐以养心活血，重点在扶正；心肺功能不全，水饮内停，以健脾行气、化痰蠲饮为主，标本兼治；合并外感，则以解表散寒、温化痰饮、祛邪为主；有痰阻气道时，则以疏通气道为主；出现代谢性酸中毒时，重在调整脾胃升降功能。

肺心病五脏俱虚，但以心、肺、肾为主，肺主气，心主血，肾主温化，为气血正常运行的动力。故肺心病中后期全血运行必然受阻，而气滞血瘀。姚正平强调在肺心病的中后期治疗上，一定要加强活血化瘀的分量，促进气血的运行，改善心肺功能恢复及呼吸道的通畅。

2.治疗心肌梗死经验

姚老认为冠心病、急性心肌梗死是一种虚实夹杂的复杂疾病，提出了"内虚之本在心肺肾，病变制约在肝脾"的论点。当心肌梗死发生时，骤然的气血紊乱造成血脉瘀阻，可出现种种转归：当心病及肺时，可出现肺气壅塞，统帅无权，升降失司，呼吸喘促似心衰征象；心病及肾时，可出现肾不纳气，真阳亏损，阴不敛阳，心阳外越似休克征象；心病及肝时，可致肝阴不足，肝阳上亢，热扰心神，肝风内动，气逆而乱，心神不守可导致心律失常，甚或出现抽搐、昏迷的心脑综合征；心病及脾时，可致脾胃升降失司，中气虚与寒痰交结，病从寒化，形成湿浊内阻证；中气实与痰瘀交阻，病从热化，形成阳明腑实证。

心气的盛衰标志着疾病的转归，因此姚正平特别强调治疗首要护卫心气，以调整心阴心阳的平衡为基础。他主张以生脉散为主方，以酸甘化阴。人参、麦冬保心液，五味子敛心气。心气不足重用人参，汗出伤阴重用麦冬，心慌脉快或浮重用五味子。生脉散养心阴使心气得充，护心阳不使其外脱。生脉散如加黄芪、桂枝则疗效更佳，有助于增强益气固脱、通阳活血之力，更有利于心肌梗死区的修补和心衰、休克的预防。

舌脉是脏腑、阴阳、气血活动的外候。冠心病、心肌梗死脉证一般均相符，不须舍脉从证或舍证从脉。心肌梗死急性期患者，发病后不久，常出现白腻或黄腻糙苔，经中西药治疗后，随着病情好转，舌苔亦逐渐化去，似与本病演变有一定联系。

（四）继承人对学术思想的发挥

1. 张子珍
（1）对命门三焦气化学说的发挥
张子珍积极倡导命门三焦气化学说并用于指导肾炎水肿的治疗。他主张《难经·三十八难》的有名而无形之说，认为凡属人体脏腑以外，躯壳以内，间隙之处均属三焦范畴，为气化循行之通道，无脏器之形体而有脏器的功能。三焦的重要生理功能之一为主持诸气，是由对水液的调节与代谢而体现，故三焦气化一定要保持通利与和顺，以维持人体水液代谢的正常运行，否则会打破三焦与其他脏腑（如肺、脾、肾、膀胱等）相互为用、相互制约的内在环境的协调统一，出现三焦气化不利，疾病由生。

同时，张子珍认为三焦的"焦"带有"火"的含义，这个"火"就是命门之火，命门之火是三焦气化的原动力，命门火衰必然导致三焦气化不利。他崇尚明代王肯堂之说，即"上、中、下三焦之气有一不化，则不得如决渎之水而出矣"，认为阴阳之气不通和"三焦之气不化"可引起水液代谢障碍，表现为上焦闭塞则汗液不泄，中焦闭塞则水不运化，下焦闭塞则水不渗利，进而引起水液代谢障碍，从而形成痰、饮、湿、肿、臌、胀等多种病证，肾炎水肿只是其中之一。虽然外感风寒、疮疡湿毒、饮食劳倦、房劳过度等均可诱发肾炎水肿，但命门火衰所致三焦气化不利是产生水肿的根本原因。

（2）肾炎水肿方面的用药特点

张子珍提出肾炎水肿治疗思路为：在温补命门之火以助三焦气化的原则指导下，根据水肿部位和轻重的不同，可以重点选用宣通肺阳、升运脾阳、温扶肾阳三法中的一法。若见头面肿甚或喘满而憋者，可用麻黄汤、越婢汤等宣通肺阳，重点用药可首选麻黄，常佐以石膏或桂枝，但应配合恰当，重用麻黄其意不在大发汗，而在增加尿量。张子珍曾在一剂药中用麻黄30g，并无大汗亡阳之弊。但对初用麻黄者，仍需从小量开始，并逐步递增为稳妥。若见腹胀如鼓，水肿如泥，按之凹陷不起，乏力气短，属气虚水肿证者，当以升运脾阳为主，意在补气温中，如防己黄芪汤、实脾饮等，重点用药应首选黄芪，常用生黄芪，因其与炙黄芪相比，更能行皮肤之湿，而且用量宜大，每剂少则30g，重则100g，如遇贫血时，常佐以当归。若见下肢肿甚，小便量少，腰膝冷痛，畏寒喜暖，属命门火衰证者，可用真武汤、济生肾气汤等温扶肾阳，重点用药可首选附子。张子珍认为，一味附子能生气开源，补先天养后天，其利尿之效，非一般单纯利尿剂所能比拟，故经常使用炮附片，且佐用白芍，并随证调整附片与白芍的配伍用量而避免部分患者出现头晕的副作用，且在使用炮附片时，往往嘱患者要先煎半小时。张子珍认为在使用肉桂配合附子时，一定要在六味、左右归等壮水益阴的基础上，才能收到分清降浊、消除阴霾之效。

此外，张子珍认为治水要重视一个"气"字，其有两个含义，以治中焦为例，一方面要补气健脾，以助气化，一方面还要佐以行气理气，以达到"气行则水行"的目的，两者不可偏废。实脾饮即寓此意，方中既含有四逆汤温阳健脾以助中焦气化，又有木香、厚朴、草果、腹皮以行气，两者相合才可收到明显的利水效果。此外，需注意使用行气药应在补中气、温脾阳的基础上适当使用，过量反而伤气，不利于气化。

2. 张淑玉

（1）对命门三焦气化学说的发挥

张淑玉认为治疗肾病时，须恢复三焦气化功能与脏腑阴阳气血的失调，调动患者自身免疫功能，实现治病求本。对于慢性肾功能不全尿毒症的治疗，他继承姚正平的和胃降逆、升清降浊法，并进一步提出尿毒症分两步治疗。第一步首先救胃气，降逆止呕开胃，以纠正酸中毒，改善全身情况，常用小半夏加茯苓汤·半夏10g，太子参15g，白术10g，茯苓15g，伏龙肝30g，生姜6g，陈皮10g，炒知母10g，炒黄柏10g，肉桂3g，菟丝子20g，枸杞20g，金樱子15g，呕吐严重者加伏龙肝60～100g，煎汤代水煎药，每次服一汤匙，间断频服，直至吐止，其后以六君子汤合滋肾丸加酒军，以奏健脾益气温肾泄浊之功。胃气既和，第二步再针对患者高血压、贫血、氮质血症等，采取调阴阳、理脾胃、和气血、祛废浊、通二便之法。

（2）激素免疫抑制剂配合中药使用的分阶段辨证论治

姚正平注重肾病患者服用激素后的中医证型变化，张淑玉继承其观点，并提出激素免疫抑制剂配合中药使用的分阶段辨证论治。肾上腺皮质激素为助阳之品，对于阳虚患者适宜应用，但长期大量使用可导致耗损真阴、取代真阳，故临床应用首先出现一系列阴虚阳亢现象，如心悸、烦躁气急、失眠多梦、血压升高等，继而出现形体肥胖、满月脸、后背脂肪堆积等症状，或表现为食欲亢进、消化不良等，考虑脾胃功能的紊乱，初起用滋阴健脾补肾法可以减轻激素副作用。而长期应用外源性激素，由于负反馈作用，使得肾上腺皮质功能受到抑制，体内皮质醇含量降低，在激素撤减过程中，可出现自汗、畏寒、乏力等阳气虚的证候，此时加以温补肾阳之品，如附子、淫羊藿等，能促进血浆皮质醇提前回升，防止复发，巩固疗效。激素骤停所出现的肾上腺皮质功能不全危象，张淑玉认为就是因为激素取代真阳所致。

3. 王孟庸

（1）对命门三焦气化学说与水肿病机的发挥

三焦是水液循行的道路，肺、脾、肾阳气推动上、中、下三焦共同完成水液吸收、输布、利用、排泄全过程。在此肺、脾、肾和三焦是一个整体，水液循行，气行血行，血行水亦行。

阳水病在肺脾，仍可视为诸邪阻遏三焦气化不利，当清化三焦，行气活血利水。阴水则重在脾肾。健脾温肾、行气活血利水可加麻黄宣肺开上利下，因肺以宣为补。阴水或阳水，均可脾肺、脾肾、肺脾肾同治。治疗水肿加重填精散结药（紫河车、阿胶等）、减附子量，治疗效果卓著。

（2）对阴阳失调的发挥

阳虚以及阴阳两虚这一范围的阴阳失调，多用阴中求阳、滋阴助阳法，如肾气丸类。王孟庸在应用汤剂时，这类处方常用不断调整肉桂、附子与熟地黄之间的比例的方式，来适应阴阳失调的程度。阴虚以及阴虚阳亢者，用滋阴、滋阴潜阳、滋阴降火法，如地黄丸类、耳鸣丸、左慈丸、大补阴丸、左归丸。如阴阳虚甚，精血不足，用滋阴助阳、填精补血、健脾补肾法，重用血肉有情之品。

王孟庸在对 107 例激素依赖 / 抵抗的肾病综合征患者的治疗中发现，在应用泼尼松治疗时，中医治疗以滋阴补肾（知柏地黄丸加减）治疗为主，在撤减激素中渐渐演变为肾气丸及右归丸，对减少激素应用量、诱导缓解、减轻库欣综合征、减少并发症、减少复发、防止脱离激素综合征均有显著效果。

五、代表著作及主要内容

（一）《急慢性肾炎的发病机制及临床治疗之我见》

本文通过中医理论对肾炎的病因和发病机制进行了详细阐述，介绍了姚正平对肾炎的辨证、治则及常用方药。其中，辨证方面包括水肿辨证及体格检查和临床辨证观察、检验结果和临床辨证观察等。本文收录于《北京市老中医经验选编》。

（二）《谈谈我对"泌尿系感染"的治疗体会》

本文介绍了姚正平对"泌尿系感染"的病因认识，他将中医淋病分为毒热型、湿热型和风热型，并着重强调了巩固疗效的重要性，总结出在其治疗过程中对于消炎退热、改善恶心呕吐的经验。

第三章　赵绍琴

一、概述

赵绍琴（1918—2001），我国当代著名的中医学家、温病学家、中医教育家，中国农工民主党党员，北京中医药大学终身教授。人事部、原卫生部和国家中医药管理局确认的全国首批老中医药专家，教育部首批核准的中医教授、硕士研究生导师，首批享受国务院政府特殊津贴的中医药专家。

赵绍琴出生于三代御医之家，深得家传师授，在学术上自成一家，创见颇多。作为温病学家，他对叶天士提出的温病卫气营血辨治大法有独到的体会和认识，如把透热转气引申为可以广泛应用于温病卫气营血各个阶段的治疗大法，并创造性地把温病卫气营血理论应用到内科杂病的治疗之中。作为内科临床专家，他善治疑难重症，其辨证准，立法明，用药少，疗效好，尤其对现代医学中肾脏系统慢性病变有深入的研究，提出了一系列创新理论。作为中医教育家，他注重理论联系实际，强调从临床学习，为培养高级中医人才呕心沥血。赵绍琴先生一生致力于中医发展，著书立说，立德树人，为促进中医在国际上的传播和文化交流做出了积极贡献。

二、医家简介

赵绍琴原名赵光莹，男，汉族，出生于北京，祖籍浙江绍兴。曾任北京中医药大学校务委员会委员、校学术委员会副主任、校学位评定委员会委员、校高级职称评审委员会委员，中国中医药学会内科学会顾问，中国中医研究院研究生院客座教授，张仲景国医大学名誉教授，光明中医函授大学北京分校副校长，中国民间医药研究开发协会理事，北京同仁堂制药集团顾问，中国医学基金会理事，中国东方文化研究会顾问，中国武术研究院顾问等，历任第六、七届北京市政协常委，第七、八届全国政协委员。

赵绍琴出生于三代御医之家，至绍琴时期居住北京已达十代，代代业医。其曾祖父、祖父和父亲为御医，均在清太医院供职。赵绍琴自幼受到家学熏陶，耳濡目染，在其父的严格督导下熟读医学典籍，打下了坚实的基础，并于1934年继承父业悬壶于北京，后拜师于其父的门人、太医院御医韩一斋、瞿文楼和北京四大名医之一的汪逢春，尽得三家名医之真传。1950年，赵绍琴参加了原卫生部举办的第一期中医学习西医进修班和北京中医学会预防医学专门委员会举办的预防医学学习班，毕业后受聘为北京预防医学专门委员会干事。他还先后在北京协和医院、北京市第四医院等西医内科病房进行系统的临床实习，担任内科病床的主管医师，熟练地掌握了西医的诊断操作技术，为其日后临床水平的进一步提高尤其是辨治西医内科疾病创造了良好的条件。1955年，他在中医研究院第一期西医学习中医班担任兼职教师，从此开始了传道授业之路。1956年，北京中医学院成立，赵绍琴受聘为北京中医学院首批教师，执教本草学。1958 年以后，赵绍琴被派往北京中医学院附属东直门医院负责中医内科的教学、科研和医疗工作。在教学上，他着重抓学生的临床实习、科研工作，也针对临床病种进行辨证论治研究，并对慢性肾炎、肝硬化、白血病、再生障碍性贫血等多种西医疑难病进行了系统的观察和研究。1977 年，赵绍琴调任北京中医学院基础部温病教研室主任。1978 年，他当选我国首批中医教授和首批中医硕士生导师，先后培养中医温病专业研究生共计 20 余人。1990 年，赵绍琴作为有突出贡献的中医药专家，获得国务院政府特殊津贴，成为首批享受这一荣誉的中医药专家。同年，他被聘为北京中医药大学终身教授，被确认为全国首批老中医药专家，批准师带徒 2 人。

赵绍琴一生不仅临床技艺精湛，教学成果斐然，而且医德、师德高尚，已故著名中医学家秦伯未先生赞扬他"平正轻灵，一代名医"。

三、师承源流

赵绍琴出生于世医之家，自其曾祖父起，即入清宫太医院供职，其祖父赵永宽为光绪前期御医，其父赵文魁继之为光绪后期御医。其父赵文魁，因脉理独到，医术超群，深受皇家信任和重用，光绪年间被提拔为太医院院使（正院长），主管太医院，兼管御药房和御药库事务，宣统年间被破格授予头品花翎顶戴。1924 年太医院解散后，赵文魁悬壶京门，堂号"鹤伴吾庐"，为平民百姓看病，每日患者盈门，名噪京城。1930 年，北京首届中医学社成立，赵文魁被推举为名誉社长。

赵绍琴自 7 岁起便在父亲的督导下背诵《濒湖脉学》《雷公药性解》《医宗金鉴·四诊心法要诀》等中医古籍，开始了他的中医启蒙教育。

1931年赵绍琴13岁时，为提高其中医理论水平，其父又托其门人瞿文楼（清光绪年间太医院吏目）为他讲授中医理论。瞿文楼曾以一等一名的优异成绩毕业于清太医院医学馆，后供职于太医院，光绪年间升至太医院吏目，民国后悬壶京城，为北京著名老中医。瞿文楼不仅中医理论功底深厚，而且教学认真，要求严格，如教授《黄帝内经素问》，不仅要求领会其意，而且要求背诵原文及王冰注。在瞿老的严格要求和精心指导下，赵绍琴经常焚膏继晷，三更不辍，前后历时4年。在瞿师的指导下，少年时的赵绍琴就已熟背《黄帝内经》《难经》《伤寒论》《金匮要略》《温病条辨》等经典著作，至晚年仍能出口成诵。一边是西式的学校教育，另一边是传统的中医学习，这样的学习经历，为赵绍琴之后研究中医学、学习现代医学都打下了良好的基础，也是其医学可以汇通中西、采各家之长的重要原因。

1934年，16岁的赵绍琴考入国医专科学校专攻中医。同时，每日还抽时间到先父门人、清代御医、北京名老中医韩一斋处学习中医临床。韩一斋先生学识渊博，深究医理，熟读中医经典，对叶天士温病理论最有心得，擅治内科诸病，诊病问疾，望闻问切，认真仔细，一丝不苟，理法方药，条理井然。在京行医五十余载，每日门庭若市，活人无数。韩老治学严谨，诲人不倦，平时诊病之余指导赵绍琴学习，并经常结合临床实践与其讨论疑难病例。赵绍琴在韩老处先后侍诊6年，尽得韩老高超医术之真传。

1937—1940年，赵绍琴还随北京四大名医之一的汪逢春先生学习临床。汪老医术高超，诊疾治病，师古而不泥古。每有奇变百出之病，他医束手者，汪老则临之自若，手挥目送，条理井然，处方用药，辄取奇效，尤以擅长治疗湿热病证。赵绍琴跟随汪老学习过程中，将汪老论病处方的内容每多撮录，兼参以己见，次日汪老必圈阅批点，关键之处多浓墨重点。如此学习 4 年，赵绍琴尽得汪老真传，为其后临床诊疗尤其是诊疗湿热病证奠定了坚实的临床基础。

经过勤奋、艰苦的学习，赵绍琴终集三家名医之真传于一身。

赵绍琴对于中医人才的培养，既重理论，更重临床实践。他不仅依祖训，要子女从家学、习基础而重临床，使二子一女利华、民华、爱华皆继操医业，续传家承，而且视学生如子女，既要求严格，又关怀备至，几十年如一日，辛勤耕耘，教书育人，尽其所能，倾囊相授，终获硕果，桃李满天下，培养出钟孟良、林志南、赵崇学、谢路、宋乃光、李刘坤、陈长生、林殷、辛松峰、周长虹、刘鹏、郑建功、何志勇、何艳秋、邱模炎、殷晓明、邱建荣、周群、张晓阳、艾军、彭建中、杨连柱、王洪图、林俊宏、张征宇等一大批既精通中医药理论，又有较高临床技能的高级中医人才。他们现都已成为中医药事业的栋梁之才，有的晋升为大学教授、主任医师、研究生或博士生导师，有的还走出国门，将中医药远播海外（图 3-1）。

四、主要学术思想特点

（一）肾病方面的学术思想

赵绍琴在辨治慢性肾脏病方面的成就最为突出，他提出了从营血辨治慢性肾小球肾炎、肾病综合征、慢性肾功能衰竭、尿毒症等现代医学难治之病的新观点。他指出慢性肾脏病的基

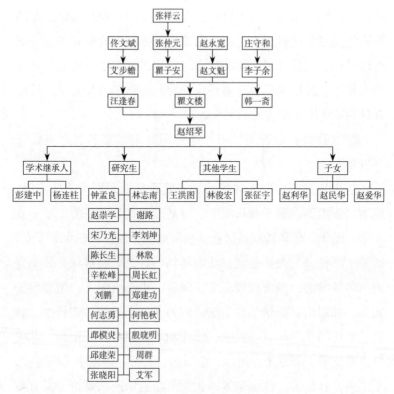

图3-1　赵绍琴师承源流图

本病机是热郁血分，应以凉血化瘀为治疗大法，并率先提出慢性肾病非虚论、慢性肾病忌食蛋白论、慢性肾病宜动不宜静论、慢性肾功能损害可逆论、慢性肾病可遗传论等一系列学术创新之说，合称为"慢性肾病新论"。

1.慢性肾病非单纯肾虚论

长期以来的传统观点认为，慢性肾病即是"肾虚"，这是受到了古代医家"肾主虚"论的影响，且把中医理论的肾等同于现代医学的肾脏。而实际上，古人所谓"肾主虚"是限定于肾主生殖发育而言，现代医学的肾脏则是人体的泌尿器官，二者不可混为一谈。慢性肾病是现代医学的病名，属于泌尿系统疾病，因此，不能套用古代中医肾主虚的理论指导慢性肾病的病机。赵绍琴先生认为临床需要根据患者的脉、舌、色、症对慢性肾病进行综合辨析，以求其病本。慢性肾病其脉或濡或滑或弦或细而必数，且沉取又更加有力，濡滑主湿浊痰饮，弦主气郁，细主阴伤，必兼数象，此为气郁痰火内蕴不解，沉主里，又主病本，沉取有力则更加表明此病属实非虚；其舌多见舌红且干，甚则尖部起刺，苔腻根厚，舌下络脉紫黑而粗，此为热郁营血，血分瘀滞之证；其面色虽或白或黄或苍，但必见晦暗滞浊，此为血分瘀滞、络脉不和之象，辨面色的清浊是观色的诀窍，无论患者是何面色，但见浊象即为邪气阻滞，不可以其为虚，且邪郁越深，面浊越甚；其症常见心烦急躁，夜寐多梦，小便短赤，大便干结等，因热郁于内而起。综合四象，均说明慢性肾脏病属实非虚，且病性多热多瘀。而上述之面色黄白、神疲乏力、腰酸膝软等所谓"虚象"，皆因体内邪毒积蓄，不得排泄，气机不畅，邪毒入血，耗血动血，即古人所云之"大实有羸状"，其反映的是疾病的表象而非病本，因而不能以此认为慢性肾脏病属肾虚。

赵绍琴先生将中西医相互联系，认为慢性肾病患者出现蛋白尿、血尿，血肌酐升高，从中医角度讲，均可视为邪入营血的标志，至于肾脏微血管痉挛与堵塞，微循环障碍的形成，肾实质的炎症、硬化、纤维化，至最终肾脏萎缩等改变，无不与邪入营血、络脉瘀阻有关。总之，慢性肾病的基本病机为风湿热邪深入营血，络脉瘀阻。

2. 慢性肾病忌食蛋白论

赵老在治疗慢性肾脏病中十分重视饮食调养，其早在60年

代即提出忌食蛋白论，与现代西医学的认识不谋而合，其原理
在于低蛋白饮食有助于减轻肾脏负担，有利于肾脏的修复。经
过多年临床实践验证，采用限制蛋白摄入的饮食方法，并配合
中医药辨证治疗，能够让肾病患者的尿蛋白在较短时间内得到
明显的控制并逐渐恢复正常，疗效显著提高。赵老认为慢性肾
脏病病因风湿热邪深入营血，络脉瘀阻，日久蕴郁成毒，蛋白、
脂肪等物属肥甘厚腻之品，最易助湿生热，与慢性肾脏病病机
相悖，因而在临床治疗中应限制蛋白。

3. 慢性肾病宜动不宜静论

赵老认为慢性肾脏病患者卧床静养对肾脏的修复不利，并
有可能促使肾脏趋向于萎缩，而坚持适度运动则有助于肾脏功
能的恢复，促进受损肾组织的修复，并有防止肾萎缩的作用。
中医理论认为，恒动是自然界的基本规律，从宇宙天体到人体
内环境，无处不动，无时不动。古代医家谓"动而中节"则
"生生不息"，今人讲"生命在于运动"，都说明了动是人生命的
表现形式，也是人生理的基本需要。慢性肾病的基本病机是血
行瘀滞，不管是肾脏的微循环障碍，还是肾实质的硬化萎缩，
在中医看来都是血行瘀滞，络脉瘀阻，治疗的基本原则之一就
是活血化瘀。患者的日常调养也当以此为准。静则血滞，动则
血畅，是一定不移之理，这就是慢性肾病宜动不宜静的原因所
在。用药物活血化瘀治疗只是综合治疗的一个方面，还需要患
者密切配合，坚持进行主动的自我锻炼，通过肢体关节的活动
以促进脏腑气血的流畅，这样才能充分发挥药物的治疗作用，
清除血中瘀滞，加速毒邪的排除，从而促进受损肾脏的修复，
并防止肾脏发生萎缩。

4.慢性肾功能损害可逆论

赵老对慢性肾功能衰竭患者进行内服中药凉血化瘀、饮食调控忌食蛋白和坚持功能锻炼的综合治疗，可使其病情长期保持稳定，部分患者的受损肾功能经治疗有一定程度恢复，甚至接近正常水平。而一些已经透析的患者通过中医辨治，不仅可以改善其不适症状，还减少了透析次数，少数患者的肾功能甚至可恢复至不用透析的水平，仅依靠中药治疗就能维持日常生活。中医药辨证治疗慢性肾功能衰竭可有效地延缓其进展，并在一定程度上改善患者肾功能及相关实验指标。

（二）擅长治疗的代表性肾脏病经验介绍

1.慢性肾炎

赵绍琴认为慢性肾炎病机以湿热为主，病不仅为气分湿热，亦多伤及血分，常见血热血瘀或血虚阴伤之证，但日久病由阴损及阳，可见阳虚见症。其病机可从脉、舌、色、症综合分析。脉象上，多表现为弦滑数、弦细数、濡滑数，单一脉以滑、濡、细、数、弦为多，弦者为郁，濡为湿阻，滑为有形湿热浊邪内阻，细数为血热阴分不足，参而论之，一则为湿热内阻，二则为血分郁热，阴分受灼。从舌象分析，舌色以紫暗、红刺、红绛为主，舌形以胖、瘦为多，苔则以腻为主，多为黄白腻、黄腻。舌胖苔黄腻为湿热之征，舌红起刺或红绛舌为血热之象，舌瘦、少数有裂痕为阴分不足，有部分患者兼见瘀斑，且多表现为紫暗舌，为血分瘀滞之象。从望色分析，患者面色以萎黄为主，多是湿阻之象，唇色晦暗多是瘀滞之征，半数患者唇干少津或裂纹示阴津不足，亦有面唇红赤者为血热之兆，面色萎黄也可见于严重肾性贫血者，为湿热伤血，日久血虚所致。从症状分析，腰酸疲乏，大便不爽或小便黄浊均为下焦湿热内阻，下焦不利。湿热上干中焦则纳呆、恶心呕吐。邪犯上焦，胸阳不振则见胸闷。湿热犯及肝胆见心烦、口苦，此症状亦可因湿热郁阻，热迫血分，心主血，血热扰心而致，肢肿为湿阻气化不利，水湿泛溢肌肤，镜下可见尿中红细胞多及尿蛋白，均为湿热内阻，血热血瘀，络脉受损，精微血液外泄所致。

赵绍琴认为在慢性肾炎的治疗上，必须强调辨证，热郁者清透，湿阻者芳化，热郁伤阴者，一方面宣透，另一方面注意甘寒养阴，湿热内蕴下焦，日久波及血分，应注重清化湿热、凉血化瘀。临床多以凉血化瘀、宣展肺气、疏调三焦为法。凉血化瘀药类，临证常选用生地榆、炒槐花、赤芍、丹参、茜草、小蓟、白茅根、凤尾草、鬼箭羽、紫草、白头翁。宣展肺气类药，常选用荆芥、防风、白芷、独活、苏叶、柴胡、葛根、白蒺藜、蔓荆子。疏调三焦类药，常选用焦三仙、水红花子、大腹皮、槟榔、使君子、雷丸、大黄、杏仁、枇杷叶。而慎用利水之品，因湿热伤血，阴亦不足，利水之品多伤阴，虽有化湿之功，但不如宣气开郁化湿切当。慎用滋补，慢性肾炎日久，虽兼正虚，但其本在湿热，若湿热不去则正气难复，且补气养阴之品每多温燥或滋腻，易助湿生热。

2. 慢性肾衰竭

赵老认为，本病的基本病机是邪入营血，络脉瘀阻。其本质以邪实为主、多热多瘀，绝非单纯虚证。贫血及血肌酐、尿素氮高是由于体内邪毒不能排泄，即大实有赢状。邪实深伏是本，呕恶、神疲、乏力等虚象是标。唯当攻邪，邪去则正安。邪毒久留不去，深入血分，蕴郁化热成毒，以致脉络瘀阻。

赵老临床体会，对于慢性肾衰患者，切不可盲目滋补，在其临床观察中，很多患者服用温补益气、滋阴填精之药，反而出现血肌酐、尿素氮上升，病情恶化。从现代研究来看，其原因有二：一是药味本身含有大量的氮质，因肾功能早已衰竭，无力将氮质排出体外，如阿胶、鹿角胶等胶类胶类中药或温补药，服用后等于增加了氮质的摄入量，而使血中非蛋白氮升高；二是药物本身有抑制机体排出氮质的作用，如附子、桂枝、红参等。赵老临床多采用活血化瘀之法以降其滞涩、清热祛湿之法以折其郁热，以达到降低血肌酐和尿素氮的目的。对于临床中确有虚证的患者，应当补泻兼施，分途调理，严格辨证。

赵老治疗本病最为显著的特点是善用风药，认为邪热内郁需用宣透的方法透邪外出，多用风药来宣展肺气、疏风胜湿、疏调三焦，使邪外出有路。风药多入肺经，肺气宣则一身气机通达，营卫调和，气化得行，常用苏叶、杏仁、荆芥、白芷、防风等。若伴瘙痒加地肤子、白鲜皮、草河车；腹胀满加青皮、陈皮、木香；多梦加柴胡、黄芩、川楝子、竹茹；呕吐加半夏、竹茹、灶心土。并且强调控制饮食和运动锻炼。

（三）其他方面的学术思想

1. 脉学

赵绍琴提出"诊脉八纲"，即将临床常见的二十八脉分为表、里、寒、热、虚、实、气、血八大类。以浮、沉辨病机之表里，以迟、数辨病性之寒热，以虚、实辨邪、正之盛衰，以气、血辨病位之深浅。在诊脉方法上，他提出诊脉定位必分浮、中、按、沉四部，在诊断温病时分别对应卫、气、营、血，在杂病时浮、中之脉主功能变化，为标证；按、沉之脉主实质性的疾病，为本病。赵氏脉法特别注重辨析相兼脉象，《文魁脉学》中列举常见相兼脉象 186 种，分列 715 条。这种由主脉与相兼脉组成的复合脉，反映了病因病机的复杂性，临床必须细致诊察。

2. 温病学

赵绍琴提出伤寒和温病是性质不同的两类外感热性病。温病就其病变性质而论不外温热和湿热两大类，根据二者的发展变化规律，将卫气营血辨证作为温热病的辨证纲领，将三焦辨证作为湿热病的辨证纲领。在温热病方面，认为叶天士的"在卫汗之"并非发汗解表，而是辛凉清解。在湿热病方面，将老师汪逢春的临床经验总结为"治疗湿热病十法"，提炼出治湿热必先治湿、治湿当先化气、化气必当宣肺的治疗要法，将湿热病过程中常见的病证和误治情况按照病情的轻重概括为湿阻、凉遏、寒凝、冰伏四种，并提出相应救治之法。

（1）"在卫汗之可也"并非应用"汗法"

赵老认为，温病初起，是温热邪气自口鼻而入，郁于肺卫。肺卫被郁遏后造成卫阳之气的宣发受阻而导致恶寒，这和伤寒的恶寒有本质的差别，不容不辨。"在卫汗之可也，并非应用汗法"，第一个"汗"字，不是"发汗"的"汗"，温邪郁于肺卫，当用辛凉清解之法。辛可宣郁，凉可清热，轻清举上，清解肺卫郁热，邪去热清，则营卫通，三焦畅，气机调，津液至而自然地小汗出，而并非是伤寒辛温解表的发汗法。

（2）入营犹可透热转气

赵老认为，热邪入营，营热之所以不能顺利透转到气分，是因营与气之间有阻碍。在清营热、养营阴的基础上，若再能排除营热外达的障碍，那么已入营之热就能迅速运转出气分而解了。对于"入营犹可透热转气"的正确理解是，无论初入营分还是已在营分都有透转之机。"入营犹可透热转气，如犀角、玄参、羚羊角等物"，叶天士所举药例尚可商榷，清营汤不是透热转气的专方，银花、连翘、竹叶三药也不是透热转气的专药。"透热转气"是目的而非手段，疏风、清气、祛湿、化瘀、通腑、涤痰这些排除营气间障碍的方法都是透热转气的手段。在用药方面，从风热入营者，赵老用竹叶清风热而宣郁，以畅气机；从湿热入营者，用花露芳香化湿清热以开郁，使邪外达；斑出热不解者，为气血两燔，热邪灼伤胃阴，用石膏、知母等急撤气热，开通道路；舌绛而润泽者，为邪入心包之轻证，用石菖蒲、郁金清心豁痰、开窍通闭，连翘轻清透泄，重者用牛黄丸、至宝丹之类以开其闭；舌绛而中心干者，为心胃火燔，用黄连、石膏等清气透热；素有瘀伤宿血在胸膈中，瘀热相搏，则用琥珀、桃仁、丹皮等活血散瘀通络；夹秽浊之气，须用芳香以逐之等。总之，这些用药特点体现了开通闭塞或直折火邪，调畅气机，给邪以出路的思想。

3. 杂病

（1）血液病

急性、慢性白血病多属中医"虚劳""血证"等范畴，一般治疗重在补虚。赵老却认为此为伏气温病，认为其热毒为本、体虚为标，为温热毒邪深伏于骨髓，从而引申出卫、气、营、血、髓的辨证。其发病有从骨髓到血分，再到营分、气分、卫分的传变倾向。也可见热毒极盛，迅速外蒸，初病即见髓、血、营、气、卫俱病，出现热盛动血、热扰心神，甚则热极生风的证候表现。如高热不退、肌肤斑疹、吐血、衄血、便血、尿血、骨节疼痛，甚则神昏谵语、四肢抽搐、舌质紫绛、脉象弦数。同时热毒伤阴，耗损精血，病久表现出形瘦体倦、面色少华或苍黄、发枯齿落、舌瘦、脉虚等。或兼见瘀血内停，瘰疬、癥积产生。治以凉血解毒、行气解郁以透邪；咸寒滋肾、填精生髓以固本。标本并治，攻补兼施，用犀角地黄汤合升降散、增液汤等加减。

（2）心病

赵老在诊治冠心病、心肌炎、风湿性心脏病、高血压性心脏病、病态窦房结综合征等心系病时，除了从杂病"心悸""胸痛""胸痹"等常规辨治方法以外，对病变过程中表现有郁热、痰热、湿热，以及兼夹燥屎、积滞者，更多从温病角度认识，分析其郁结病理，采用行气解郁、去郁散结的治法，取得了良好效果。如遇胸闷不适或胸痛阵作，心烦急躁，头晕目眩，心悸失眠，大便干结，舌红苔黄，脉弦滑有力者，辨为郁热阻胸，治以开郁泄热，用栀子豉汤合升降散加减；如见胸中不适，或闷或痛或如焚，心烦多梦，头晕目眩，口舌生疮，大便干结，舌红绛、苔黄燥、芒刺多，脉弦数者，辨为郁热化火，焚灼胸膈，治以散郁泻火、凉膈缓痛，用凉膈散或防风通圣散加减；若为形体肥胖，胸中窒闷或窒痛，气短喘促，涌吐痰涎，脘痞泛恶，舌红、苔黄厚腻根垢，脉象沉取弦滑或弦数者，辨为湿热、痰热阻滞上、中两焦，治以化湿清热，宣畅气机，开郁散结，用王氏连朴饮合瓜蒌薤白半夏汤等加减；若病久胸闷胸痛，彻背刺心，心烦惊悸，夜不能寐，气短面黑，肌肤甲错，舌质紫绛、苔黄或灰滑，脉象沉涩或结代，辨为痰血内停，蕴热窒胸，治以清热凉血，开结散瘀，常选犀角地黄汤合升降散加减。

（四）继承人对学术思想的发挥

1. 慢性肾病治疗六法

彭建中教授作为赵老的学术继承人，发展了赵老对肾病治疗的经验，总结出慢性肾病的治疗六法，即凉血化瘀法、疏风胜湿法、疏调三焦法、分消利湿法、通腑排毒法、益气培元法，完善了慢性肾病的治疗理论，提高了临床疗效。

2. 慢性肾病临床虚实五辨

彭建中教授在继承赵老慢性肾病新论的基础上进一步提出了慢性肾病临床虚实五辨：①辨证候：心烦急躁、夜寐梦多、大便不畅、小便赤涩——热郁于里；②辨面色：面色滞浊晦暗——血分瘀滞；③辨舌象：舌暗且瘀——络脉瘀阻；④辨脉象：重按有力——邪实之征；⑤辨虚实：诸多虚象——邪实为因。

3. 慢性肾功能衰竭终末阶段五联排毒疗法

赵文远通过学习赵绍琴教授治疗肾脏病经验，结合其本人临床观察，总结出治疗慢性肾功能衰竭终末阶段（尿毒症）的五联排毒疗法，即：①内服中药、中成药制剂（宣通三焦、内外上下脏腑排毒法）；②中药保留灌肠（荡涤通腑、降浊排毒法）；③中药药浴（宣发透达排毒法）；④中药脐疗、足疗（通经活络排毒法）；⑤中药注射液静脉滴注（活血化瘀排毒法）。

4. "调补分化法" 治疗慢性尿酸性肾病及 IgA 肾病

邱模炎在继承赵绍琴教授学术思想及对其临床经验总结的基础上，提出"调补分化法"治疗 IgA 肾病，临证从三焦入手，重在疏利三焦之壅滞，使三焦气化得以通畅，气行则血行，湿热瘀毒得以顺利排出，以达邪去正复之效。"调"即调畅上焦气机，临床上多用风药诸如荆芥炭、防风，少许风药以宣畅肺气、疏通气机；"补"即扶正补虚，补中焦不足，临床上多用生黄芪；"分"即分清泌浊，分利下焦清浊，临床上采用土茯苓、萆薢、鬼箭羽、大黄；"化"即化湿、化瘀、化毒以清化病理产物，多用凉血化瘀药丹参、赤芍、茜草、地榆、槐花以及苦寒之大黄。

此外，他还综合朱丹溪等古今医家有关论述，创新性地提出"湿热伤血"这一概念，认为"湿热伤血"是慢性尿酸性肾病病因病机症结所在，治疗仍遵循"调补分化法"：调畅气机，宣通三焦；补益虚损，通补兼施；分消湿热，分清泄浊；化瘀活血，凉血清热。此法治疗既达到协同降尿酸作用，又能有效保护肾功能、缓解临床症状。

五、代表著作及主要内容

（一）《温病纵横》

本书分为上篇、中篇、下篇、附篇，以卫气营血辨证作为温热病的辨证纲领，以三焦辨证作为湿热病的辨证纲领；以卫气营血辨证为"横"，论述温病传变层次；以三焦辨证为纵，论述湿热病的传变途径。

（二）《文魁脉学》

全书分上、下两篇，将27种脉分为表、里、寒、热、虚、实、气、血八类，并举有临床常见的相兼脉象186种，分列715条，旨在阐明多个相兼脉象所主病机及其治法，每条之后加有按语，以阐析其精义所在。提出诊脉八纲（浮、沉、迟、数、虚、实、气、血）和诊脉四部（浮、中、按、沉），并详细辨析相兼脉象及其主病840余条，不但具有较高的临床指导价值，而且对于中医脉学的发展做出了重要贡献。

（三）《赵绍琴临证 400 法》

本书介绍内、妇、儿（57 种病证）及温病的 404 种治法。诸病以内科为主，理、法、方、药齐备。每病之下各出治法若干，如消渴一证列有治法 7 种，其后方随法立，药因法用，充分地体现了赵绍琴教授重视立法、依法疗病的学术特色。赵老临证不套用前人之方，书末所附 8 首丸散膏方即作者多年临床治疗慢性病的有效之方。

（四）《赵绍琴临床经验辑要》

本书分医论选粹、医话一束、方药拾遗、温病述要、杂病论治、医案选析六个部分，系统地介绍了赵绍琴教授从医 60 年的临床经验，是欲学温病、脉诊者不可不读的书目之一。

（五）《赵绍琴内科学》

本书为赵绍琴教授遗著之一，经由赵绍琴教授之学术继承人彭建中、杨连柱教授整理。全书分上、下两篇。上篇系统介绍了 45 种常见内科病证的诊治，包括概述、病因病机、辨证要点、论证、治验等内容。下篇精选了赵绍琴教授关于内科病证的 14 篇医论。全书较全面、系统地体现了赵绍琴教授独特的学术思想和丰富的临床经验。

（六）《赵绍琴验案精选》

本书由辛松峰、彭建中等人整理，记载了赵绍琴从医 60 余载临床验案的精华，充分反映了他独到的学术见解和丰富的临床经验，是一部非常有价值的中医和中西医结合临诊佳作。

（七）《赵绍琴浅谈温病》

本书是赵绍琴临床治疗温病的心得经验，全书共分五章，前半部概述卫气营血和三焦辨证，温病的起因、病机、诊断和治疗大法等，后半部为四时温病的治疗及温病治验提要。本书适合各级中医从业者、中医研究者及爱好者参阅。

第四章　方药中

一、概述

方药中（1921—1995），历任中国中医研究院研究员、研究生部主任、教授、博士生导师，西苑医院副院长。国家科技进步奖评审委员会委员、国家自然科学基金评审委员会委员、国务院学位委员会学科评议组成员、原卫生部药典委员会委员、药品评审委员会委员、中华中医药学会常务理事等职位。

方老秉承"不患无位，患所以立；不患莫己知，求为可知也"的信念，踏踏实实为中医做事。他首次系统对中医理论体系的内涵进行全面论述与框架构建，突破了长期以来以"整体观"和"辨证论治"概括中医学理论体系的简约表述。他的专著《黄帝内经素问运气七篇讲解》对《黄帝内经》中长期被尘封的中医气化学说进行全文诠释、系统整理与重新评价。他在对辨证论治深入研究的基础上，提出创新模式——"辨证论治五步"：定位、定性、必先五脏、治病求本、治未病。方药中自 1978 年参加创建中国中医研究院研究生班以来，长期主持工作，提出全新的教育理念，创办了第一个"中医百家讲坛"，倡导学术开放与学术争鸣，遍邀全国百名医家来京讲学，培养了大批中医高级人才。他为中医事业倾注一生，是中医研究生教育的奠基人，是一代宗师，一位为捍卫中医大业不屈奋战的坚定卫士，1990 年被国务院授予首批国家级有突出贡献的专家，并荣获"阿尔伯特·爱因斯坦世界科学奖"荣誉证书。

二、医家简介

方药中，原名方衡，男，重庆人。师从"南京四大名医"之一的陈逊斋（清代著名医家陈修园后裔）。1944 年出师后在重庆开设"方药中诊所"。1951 年调至西南原卫生部中医科工作。1952 年以"中学西"身份，考取北京大学医学院医疗系。1957 年毕业后，方药中被分配到中国中医研究院从事临床、教学和科研工作。曾历任中国中医研究院西苑医院内科消化系主治医师，先后任全国中医研究生班副主任、副教授，西苑医院副院长、研究员，中国中医研究院研究生部主任、硕士和博士研究生指导教师。

方药中 1921 年 10 月出生于重庆市，幼时先入私塾，后入小学。其祖父是位中医，父亲曾随之学医并深知医理，谋生之余，教授方药中诵读《医学三字经》《医学实在易》以及《药性赋》《汤头歌诀》等医书。这些通俗读物便成为他的启蒙老师，使他自幼就对中医产生了浓厚的兴趣。1940 年，方药中高中毕业后，由于父亲早逝，家境日衰，遂考入重庆市邮局作邮务员。但是，他念念不忘志做中医。此时正值抗日战争期间，全国名医荟萃山城，经常举办学术讲座，使他得以聆听一代名医精湛的学理和高超的医术。在诸多名医中，他最钦佩的是被誉为"南京四大名医"之一的陈逊斋。陈逊斋是清代著名医家陈修园的后裔。就在这一年，19 岁的方药中正式拜于陈逊斋门下学习。为了生活，他还不能放弃邮局的工作，只能半工半读。陈逊斋是一位严师，在中医理论方面造诣很深，不但要求学生系统学习《黄帝内经》《伤寒论》《金匮要略》等经典著作，而且要求熟读成诵。临床方面，他是著名的经方家，而且针药并用。诊病时，只口述方名，便要求学生开出药物；只提示穴位，便要求能准确取穴扎针。面对这种严格要求，方药中只好把要背诵的内容写在纸条上，利用饭前饭后、乘车行路的时间反复默诵。日积月累，终见成效。在陈逊斋处学习半年之后，他便能按老师要求，遵方开药，按穴用针，有时还能背诵一些《伤寒论》《金匮要略》《针灸大成》的原文作为处方、取穴的根据。陈逊斋对这位勤奋苦学、聪敏善思的学生深为赞赏，遂为他改名为"方药中"，勉励他"一生沉潜于方药之中"，预祝他"方药必中"。这一段学习经历，使方药中受益终生。陈逊斋的严谨教学和严格要求，督促他苦读中医经典著作，练就了坚实的基本功。后他在课堂中经常引用古典医籍，背诵如流。同时，学习中节奏紧张的生活，使他养成了珍惜时间、快速高效的工作习惯。1944年，方药中取得了中医师资格，在重庆开设"方药中诊所"。当时，重庆连年流行霍乱、天花等，离诊所不远的江边一带的贫民区更是传染流行的疫区。年轻的方药中，怀着一颗"医乃仁术"之心，在毫无防护的情况下，不计报酬，不怕传染，参加救治。他运用中医有关伤寒、温病的理法方药大胆施治，活人无数。就是这样，方药中在治疗烈性传染病中迈出了行医生活坚实的第一步，不仅站稳了脚跟，还在当地拥有了一定的名气。中华人民共和国成立后不久，方药中进入西南卫生部中医科工作。1952年，国家规定选拔部分优秀青年中医到北京系统学习西医，方药中便是其中一员，在北京医学院医疗系系统学习了 5 年西医后，于 1957 年毕业。从 1955 年开始，方药中用 3 年时间完成了他第一本专著——《医学三字经浅说》。书中他吸取了西医的一些归类、论述方法，来收集、整理、阐释中医文献资料和临床经验，出版之后，备受读者欢迎。1957年到 1958 年，方药中任中医研究院西苑医院内科消化系主治医师。50 年代，毛泽东主席关于西医学习中医的指示发布后，很快掀起了西医学习中医的高潮。中医出身又系统学过西医的方药中，当然是理想的教师。1958 年开始，他以极大的热忱投入了这一工作，除了在两年制的本院举办的西医学习中医班主讲内科、方剂以及《黄帝内经》《伤寒论》《金匮要略》的部分专题之外，还承担了北京 10 个单位西学中班的教学工作。白天、晚上甚至星期日都排满了课。虽然很辛苦，但是他感到很欣慰，从未停止过教书育人。他参与创建了全国中医研究班、中医研究院（今中国中医研究院）研究生部，并长期主持相关工作。作为中医首批硕士和博士研究生指导教师，他先后培养了 40 多名硕士和博士研究生。经他培养的中医或中西医高级人才，许多早已成为学科带头人和著名专家。从 20 世纪 50 年代起，方药中结合《黄帝内经》教学开始研究气化学说，并发表多篇论文。1976 年到 1995 年，方药中先后任全国中医研究生班副主任、副教授，西苑医院副院长、研究员，中国中医研究院研究生部主任、硕士和博士研究生指导老师。1984 年，方药中写成《黄帝内经素问运气七篇讲解》一书，该书是唐代王冰补注"运气七篇"以来的第一个全文讲解本，在这部 80 多万字的著作中，他首次提出了长期搁置的中医气化学说是中医学的理论基础和渊源所在。书中总结了中医气化学说的理论体系；提出了气化学说所揭示的自然气候存在着的自稳调节规律和"人与天地相应"思想乃是气化学说的核心和精华；认为气化学说阐述了中医学的自然观和生命观，总结了自然气候的运动变化规律，提出了人与自然服从同一规律，即"人与天地相应"。在此基础上运用气化学说论述了人体生理、病理生理、病因病机、治则治法、组方用药等一系列基本理论，形成了中医气化学说理论体系的基本框架和辨证论治的基本模式，使之居于中医药学理论基础的地位，形成了中医理论的特色。在研究思路方面，他突破了以运气格局评价运气学说价值的研究思路。在研究方法方面，突破了中医文献研究的一般注释方法，采用新的方法和体例，对原文无删节、无避疑，逐句讲解、逐段述评、逐篇小结，总体论述。对疑难、有争议的问题，他在分析比较历代注解的基础上，提出了若干新的观点并进行论证。同时他理论联系实际，阐发了气化理论在临床中的具体运用。该项研究受到国内 20 多位著名中医专家的高度赞誉，1989 年获国家中医药科技进步一等奖。方药中 1990 年获得"阿尔伯特·爱因斯坦世界科学奖"荣誉证书，表彰他对人类健康所作的有益工作。在中医这片沃土上，方药中是一位辛勤的耕耘者，无私的奉献者，学术的开拓者。1995 年 3 月 3 日，方药中于北京逝世。

三、师承源流

方药中的祖父、父亲都是中医，方药中幼时他的父亲就教他诵读通俗的医书，耳濡目染下，他渐渐对中医产生了浓厚的兴趣，经常聆听各种学术讲座。陈逊斋是清代著名医家陈修园的后裔，钦佩于"南京四大名医"之一的陈逊斋的高超医术，19 岁的方药中正式拜于陈逊斋门下学习（图 4-1）。

方药中是一位优秀的中医教育家，他是中医研究生教育的

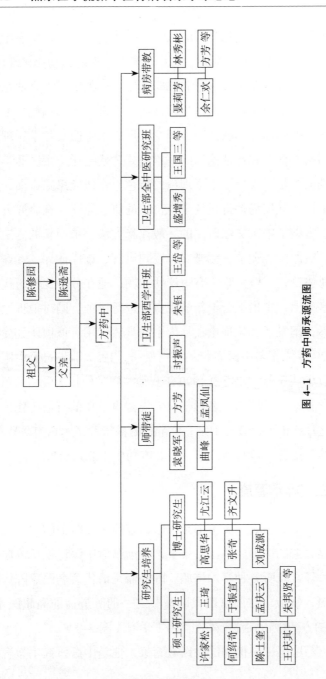

图 4-1 方药中师承源流图

开拓者。1978 年方药中先生与岳美中先生共同创办了中国中医研究院（现中国中医科学院）研究生班，其中硕士学生有许家松、王琦、何绍奇、于振宣、陈士奎、孟庆云、王庆其、朱帮贤等；博士学生有高思华、尤江云、张奇、齐文升、刘成源。师带徒又有袁晓军、方芳、曲峰、孟凤仙。此外，方老还通过各种途径为中华医学传承做出贡献，如原卫生部举办的西学中班有时振声、朱钰、王岱等学生；全中医研究班有盛增秀、王国三等学生；病房带教的有聂莉芳、林秀彬、余仁欢、方芳等学生。

四、主要学术思想特点

（一）肾病方面的学术思想特点

1. 基于病机十九条的辨证论治

方药中教授认为，病机十九条的基本内容在中医临床辨证论治中的运用可归纳为七方面：①脏腑经络定位；②阴、阳、气、血、表、里、虚、实、风、火、湿、燥、寒、毒定性；③定位与定性合参；④必先五胜；⑤各司其属；⑥治病求本；⑦发于机先。在治疗肾病的过程中，时刻贯穿着基于病机十九条的思想。

2. 肾脏病的定位

方药中教授认为在各种发病机转中，在错综复杂、变化万端的各种临床表现下，需要根据疾病的发生发展变化过程，确定究竟属于哪一个脏腑、哪一种病理改变在其中起主导作用。

肾脏病可分为本经自病与继发于其他脏器疾病之后。膀胱本经自病：病原发在肾，例如因房劳过度或极度恐惧情况下出现遗精、阳痿、尿失禁、腰痛。继发于其他脏器疾病之后，肝（胆）病及肾病，先有肝（胆）病，肾（膀胱）病继发于肝（胆）病之后，例如由于长期抑郁或忿怒情况下而出现遗精、遗尿。脾（胃）病及肾（膀胱），先有脾（胃）病，肾（膀胱）病系继发于脾（胃）病之后，例如先有食减、便溏，而后又出现腰痛、遗精、眩晕、耳鸣、脱发。心（小肠）病及肾（膀胱），先有心（小肠）病，肾（膀胱）病系继发于心（小肠）病之后，例如先有心悸气短，以后出现浮肿、小便不利。肺（大肠）病及肾（膀胱），先有肺（大肠）病，肾（膀胱）病系继发于肺（大肠）病之后，例如咳嗽后继发腰痛、尿血、尿闭、尿失禁。

3. 肾脏病的治疗

（1）滋肾

本法即补充肾正常执行职能时所需要的物质之意。具有肾阴虚证者，一般均可用滋肾法治疗，常用药物有熟地黄、枸杞、龟甲胶、制首乌、桑椹、墨旱莲、芡实等，常用方如六味地黄汤及其加味方、左归饮等。滋肾治疗，多系逐渐出现效果，可以长期服用，有方有守。滋肾药物一般以适当配伍少量健脾和胃药同用，刚柔相济，消补兼行。典型肾虚证而用滋肾法无效者，须同时考虑予以心脾同治，清心清胃同进。

（2）温肾

本法即旺盛或激发肾在病因作用下所出现之衰退或衰竭状态。常用药物有附子、肉桂、鹿茸、鹿胶等，常用方如桂附地黄汤、右归饮、真武汤等。如运用得当，收效甚快，一周无效，即应考虑当否问题。单纯温肾治疗，只能暂用，如需长期服用，必须在处方中配伍滋肾药物，做到刚柔相济，消补并行。

（3）补肾

凡属在治疗上肾气、肾阴并补者，即称补肾。常用药物为在上述滋肾药物中合以益气药，如人参、黄芪，或上述滋肾、温肾药物兼而用之而以滋肾为主，佐以温肾药物。常用方如补阴益气煎、参芪地黄汤、人参固本丸。

（4）壮阳

壮即强壮，阳指肾阳，因此性质与前述温阳相同。但习惯用法上，温肾范围大，壮阳范围小，一般仅作为旺盛强壮性功能的专用语。常用药物有鹿茸、阳起石、韭菜子、原蚕蛾、巴戟天、锁阳、雀脑、萝藦等，常用方如阳起石丸、人参鹿茸丸、参茸三鞭丸、赞育丹等。在中壮年患者中，性功能衰退之阳痿、滑精、早泄等，一般以肾阴虚合并湿热者居多，此类患者如用壮阳药物，不但无效，反而使症状加重，因此使用时必须谨慎，切勿滥用。

（5）固精

本法指固摄精液或津液的反常溢流。常用药物有芡实、莲须、龙骨、牡蛎、金樱子、桑螵蛸、益智仁、补骨脂，常用方如金锁固精丸、固真丸、金樱子丸等。固精治疗，仅属治标，原则上应在治本的基础上采用，否则很难取得效果。

（6）利水

本法即通利小便。常用药物有茯苓、车前子、猪苓、泽泻、大腹皮、防己等，常用方如五苓散、五皮饮、大橘皮汤、猪苓汤。利水药物在使用上，一般须根据不同情况配合肝经药物同用。由于肝主疏泄，而小便不利除肾、膀胱渗利失职外，一般也常与肝之疏泄失职有关，故肝经药物与利水药合用以利小便，以温肝药物如桂枝、沉香等及疏肝理气药如木香、槟榔、陈皮等，以及疏肝活血药如牛膝、益母草等为常用。

（7）通淋

本法即解除小便涩痛淋漓，使之恢复正常的一种方法。常用药物有木通、滑石、车前子、栀子、瞿麦、甘草梢、萹蓄等，常用方如八正散、导赤散、五淋散等。通淋法的运用一般以症状急起者为宜，如慢性情况或反复发作者，则常须寻找其他原因，不能单用通淋法治疗。通淋药物在使用上，一般以配合滋肾、清肝药物如生地黄、栀子、龙胆草等为宜，其理由亦与肝主疏泄有关。

（8）降火

本法即清降肾、膀胱火热证的一种治疗方法。常用药物有知母、黄柏、生地黄等，常用方如知柏地黄汤、大补阴丸、滋肾通关丸等。降火治疗只能暂用，不能常用，在运用上一般均须合以滋肾药物，如知柏地黄汤中知母、黄柏与六味地黄同用，大补阴丸中知母、黄柏与生地黄、龟甲同用。在较急情况下，如因肾、膀胱火热而致小便闭者，亦可单纯运用降火药物，但一般须佐以少量温肾药物。

4.肾脏病之传变

肾所胜者为心，所不胜者为脾，肾有病必须同时考虑心脾。

（1）肾气有余，则传心侮脾

传心，即在肾气有余时，其邪气首先传变到心，从而使心气失常，例如肾病小便不利、浮肿，常常因水气凌心而出现心悸、心慌，甚至继发神志昏迷；侮脾，即肾气有余时，其邪气亦可影响到脾，例如小便不利时出现消渴、呕恶。因而对肾气有余患者，在分析病机时，不仅要考虑肾，而且也必须考虑心脾；在治疗上不仅只治肾，而且也要治心脾，以加强心脾之正常作用，从而更有利于肾病的治疗。如八正散之用栀子、木通，五苓散之用白术，即为其范例。

（2）肾气不足，则脾乘心侮

脾侮，即肾气不足时，脾肾之间的正常关系被破坏而出现脾气偏胜情况，例如肾虚消渴而出现消谷善饥；心侮，即肾气不足时，心肾之间正常关系被破坏而出现心气偏胜的情况，例如肾虚遗精，常常合并心悸怔忡。因而对肾气不足患者，在其病机分析上，不仅在定位上要考虑到肾，还必须同时考虑心脾；在治疗上，也不仅只治肾，也必须同时治心脾。如六味地黄汤之山药，麦味地黄汤之麦冬、五味子，桂附地黄汤之桂附，均为其范例。

（二）方药中教授治疗慢性肾衰竭的经验介绍

方药中教授强调，认识慢性肾衰的过程必须以中医理论体系为指导，对本病的具体诊断治疗，强调以"辨证论治五步"为方法。第一步定位，即按脏腑经络对疾病进行定位；第二部定性，即从阴、阳、表、里、虚、实、气、血、风、火、湿、燥、寒、瘀、毒15个方面对疾病定性；第三步必先五胜，即在定位定性的基础上，找出起主导作用的病理生理变化；第四步治病求本，即根据上述诊断，提出相应的治则、治法和方药；第五步治未病，即在治疗已病脏腑无效或效果不佳的情况下，根据五脏相关理论，通过调节未病脏腑对已病脏腑的制约作用，来达到治疗已病脏腑的目的。方药中还提出调脾补肾治疗慢性肾衰竭，创制了脾系和肾系系列方，其中参芪麦味地黄汤为其代表方。

1．慢性肾衰的病位认识

方药中教授认为，慢性肾衰的定位，或在脾，或在肾，而以脾肾同病者较多。从慢性肾衰竭患者发病过程来看，大致有以下三种情况：①在本病发病前，素有脾胃病史，如腹满、纳呆、呕恶、便溏等症，在此基础上发生本病；或患者在发病前虽无明显阳性体征，但发病开始即以浮肿为主，然后在此基础上发生本病。根据"诸湿肿满，皆属于脾""脾主运化"的认识，应定为在脾。②患者在本病发病前，素有肝肾病史，如腰痛、头晕、耳鸣、遗精等症，然后在此基础上逐渐发生本病；或患者在发病前虽无明显阳性体征，但发病开始时，即以腰痛、头晕、耳鸣、尿血、夜尿多等为主症，并不出现浮肿，然后逐渐在此基础上发生本病。根据"腰为肾之府"的认识，应定位在肾。③前二者皆备，则应定位在脾肾。

2．慢性肾衰的病性认识

方药中教授认为慢性肾衰患者的临床表现多种多样，复杂多变，但均可以从阴、阳、表、里、虚、实、气、血、风、火、湿、燥、寒、瘀、毒15个方面加以归类定性。从正虚方面来看，不外气虚、阳虚、血虚、阴虚、阴阳气血俱虚五大类，其中又以阴阳气血俱虚较为多见；从邪实方面来看，主要可归为风、热、湿、燥、寒、瘀六大类，其中又以夹湿、夹热、夹风较为多见。

3．慢性肾衰的"必先五胜"认识

方老认为，慢性肾衰的病位或在脾，或在肾，或在脾肾；其病性属虚，或为气虚、阳虚，或为血虚、阴虚，或为气虚血虚、阴虚阳虚、气阴两虚同时存在。至于其他兼症，或兼风，或兼寒，或兼湿，或兼热，或兼瘀，或兼燥，或兼毒等，均是在脾肾气血阴阳虚损的基础上虚而生邪,其正虚为本,邪实为标,不能本末倒置。

4.慢性肾衰的治病求本

治病求本结合慢性肾衰来说,实际上就是或侧重于补脾气,或侧重于滋脾阴,或侧重于温肾阳、补肾气,或侧重于滋肾阴,或脾肾阴阳、气血、气阴并补。慢性肾衰的正虚,分为脾虚、肾虚、脾肾两虚三大类,另外在补脾的同时,还要考虑到疏肝、渗湿以及清胃、清心的问题。方教授所提的补肾、补脾两大系列方中,每系列方药均考虑了阳虚–气虚–气阴两虚–阴虚这一阴阳的转化过程。

5.慢性肾衰的治疗

方药中教授治疗慢性肾衰的方药可归为脾系系列方与肾系系列方,包括当前一般通用名方与根据方老多年临床经验自制的新方。

(1)脾系系列方

慢性肾衰属于脾虚者,选用香砂六君子汤等组成系列方;脾气虚者,一般选香砂六君子汤;随气虚加重并向阳虚转化,由轻至重,可依次选用补中益气汤、理中汤、附子理中汤、丁蔻桂附理中汤;脾气虚兼血虚而以气虚为主者,可用归芍六君子汤;气虚兼阴虚而以气虚为主者,可用参苓白术散;气虚兼阴虚而以阴虚为主者,可用沙参麦冬饮;胃阴虚者,用益胃汤。此外,方老自制加味异功散(党参、苍术、白术、茯苓、甘草、青皮、陈皮、黄精、当归、焦楂曲、丹参、鸡血藤、柴胡、姜黄、郁金、薄荷),适用于慢性肾衰定位在脾者。

(2)肾系系列方

慢性肾衰属于肾虚者,选用六味地黄汤等组成系列方;肾阴虚者，一般用六味地黄汤；肾阴虚明显者，用麦味地黄汤；血虚明显者，用归芍地黄汤；阴虚内热上犯者，用杞菊地黄汤；阴虚内热下注者，用知柏地黄汤；上下同犯者用大补阴丸；阴虚向气虚转化者，用参芪麦味地黄汤，再盛者用参芪地黄汤；阳虚者用桂附地黄汤。另方老自制加减参芪地黄汤（党参、黄芪、生地黄、苍术、白术、山萸肉、丹皮、茯苓、泽泻、怀牛膝、车前子、竹茹、黄连），适用于慢性肾衰定位在肾者。

（三）其他方面的学术思想

1. 中医理论体系

方药中教授完善了中医理论体系的基本内涵。方教授指出中医学的指导思想是整体恒动观，这包括天地一体观、五脏一体观、人与天地相应，要以整体恒动的观点对待自然界中的变化，包括人体疾病与健康。另外他还指出气化论是中医学的理论基础，藏象论是中医学对人体生理及病理生理的认识。"燥胜则地干……寒胜则地裂，火胜则地固"，而人体的疾病部位及疾病性质与气候的反常变化密切相关，所以方教授用正邪论来解释中医学对人体病因和发病的认识。方教授还提出求属论，是基于"病机十九条"提出的中医学对人体病机的认识，即：谨守病机，各司其属，必先五胜；有者求之，无者求之，盛者责之，虚者责之。他还提出辨证论治是中医学在疾病诊断治疗上的特点，以及中医理论体系产生的物质基础是候之所始，道之所生。

2. 中医气化学说

方药中教授从20世纪50年代开始讲授"运气七篇"，并著成《黄帝内经素问运气七篇讲解》。方教授在总结解释"运气七篇"理论体系的同时，还提出：自然气候自身存在着一个自稳调节机制，人与自然相同相应，也存在着自稳调节机制。"人与天地相应"才是气化学说和核心与精华。方药中教授认为气化学说在中医学上占有重要地位，中医学主要从"气化"的角度来认识生命过程，人体生理、病理，疾病的诊断、治疗等等。

3. 治疗肝硬化腹水学术思想

方药中教授认为治疗肝硬化腹水单纯用温补或单纯攻消效果均不佳，故提出消补兼施或攻补兼施，以消攻为主。由于本病病位在肝脾肾三脏，故补包括补肝、补脾、补肾，消即疏肝、和胃、利水。在治疗肝硬化腹水时，他提出了治疗步骤以及具体治疗方法：①消水。无论腹水多少，均采用助脾、疏肝、活血行水法，治以苍牛防己汤（苍术、白术、川牛膝、怀牛膝、汉防己）。②攻水。如消水不效，则改为攻水法。治以牵牛子或甘遂，舟车丸。③攻（消）补兼施。在消水或攻水的同时，应采用攻（消）补兼施，交替服用温补肝脾肾的方药，如补中益气汤、桂附地黄汤、五子衍宗丸、全鹿丸、阿胶、龟胶、鹿胶等。④在服攻水药或消水药至腹水基本消失或消失大半时，可撤去攻水药物，改予补中益气汤及归芍地黄汤，或加味黄精汤。⑤在服用消水药物或攻水药物时均必须忌盐。

（四）继承人对学术思想的发挥

1. 聂莉芳

聂莉芳在方药中教授经验的基础上，运用调理脾胃法治疗慢性肾病，强调根据慢性肾脏病水肿、关格不同阶段，采取不同的治法；强调区分脾胃的不同生理功能和病理特点，针对病变偏在脾、偏在胃的病位差别进行辨证论治；强调健脾益气，补而不滞。提出甘寒甘温滋而不腻，和胃清热苦寒不过，通腑降浊以爽为度等治则治法。她总结了一套治疗慢性肾脏病的方剂，对于辨证为气阴两虚型的患者，给予益气养阴法治疗，并自拟了多种益气养阴的方剂，如聂氏参芪地黄汤、益气滋肾汤、紫癜肾方、黄芪鲤鱼汤等。

2. 王庆其

王庆其受方药中教授能讲、能写、能看病，谙熟经典，并能把经典应用于临床这种大家治学风范的影响，长期从事《黄帝内经》教学工作，将经典与临床紧密结合，主编出版了《内经临床医学》。根据中医经典理论，提出"治脾胃可以安五脏、治五脏能够调脾胃"的观点；运用"阳化气"理论，治疗功能性消化不良；提出肝为"调节之本"，包括疏调气血运行、调畅情志、调节胆汁分泌、调节水液代谢、调控二便、调控生殖、调控寤寐、调节筋骨运动等功能；结合《黄帝内经》"脾为之卫"及脾土运化的生理功能提出"脾主黏膜"的学术观点，即全身各部位黏膜由脾所主。

3. 孟凤仙

孟凤仙为方药中教授学术继承人。她将方药中教授临床思路运用于免疫性疾病，擅长使用藤类药及虫类药，并针对类风湿关节炎急性期热毒瘀滞证创立"藤莓汤"；认为痛风以湿、热、浊、瘀、毒为主要病机，治疗上从清热解毒、利湿化浊、化瘀止痛、补益肾精入手，消除代谢性病理产物，降低血尿酸，防止肾损害。

4. 方芳

方芳系统梳理了方药中教授在运用"反治法"和"效必更方"方面的学术思想以及宝贵的临床经验，并结合方教授治疗慢性肾脏病的经验，整理了慢性肾功能衰竭的诊疗常规。

五、代表著作及主要内容

（一）《中医学基本理论通俗讲话》

此书是方药中教授全面系统论述中医学基本理论的一本专著。此书从阴阳五行、天地人合一、藏象、经络、精气神、病因、病机、治则等八个方面对中医基本理论作了全面、系统论述。书中突出"天地人合一"的中医理论特色，对自然规律与人体生理、病理、疾病诊治、养生方面的密切关系所作的论述尤有卓见和新意。

（二）《辨证论治研究七讲》

该书系统论述了辨证论治的概念、理论基础和基本精神，并提出了辨证论治规范化、程序化的新模式——辨证论治七步。书中对临床辨证的具体内容、步骤和方法一一论列，并以方药中临床医案为例，作出具体运用示范。

（三）《医学三字经浅说》

此书以《医学三字经》原著论列的疾病为纲，进行系统整理和全面阐释，从病因、病机、症状证候、诊断、治疗、预后、预防等方面，结合西医的一些方法来解读中医。该书包括内、妇、儿、针及其他各科常见病、多发病，资料丰富，实用价值价高。

（四）《黄帝内经素问运气七篇讲解》

此书为方药中教授对《黄帝内经》运气七篇全面、系统的研究与论述。书中对原文逐句加以解释，逐段进行述评，逐篇作出小结，并结合历代医家注释，提出作者见解。全书对运气七篇总结了其理论体系，揭示了其科学内涵、精神实质和精华所在，阐述了其临床指导意义，客观评价了其在中医学上的地位和影响。

（五）《温病条辨讲解》

此书是在方药中教授长期给研究生讲授《温病条辨》的基础上写成的。该书对温病学的源流与发展、伤寒与温病的关系进行了全面的介绍，并对原文进行逐条讲解，提示辨证和运用要点，并收录了原著作者吴鞠通、现代十余位著名医家以及方药中本人的医案作为例证，以助学以致用。

（六）《医学承启集》

该书是方药中教授从医 50 年医学论文中的精品之作。包括中医学理论体系的基本内涵、气化学说、藏象学说、阴阳五行、伤寒与温病学派之争等中医理论研究，以及方教授对肝炎、肝硬化腹水、慢性肾功能衰竭等疑难病症的诊治经验和临床研究成果。

第五章　时振声

一、概述

时振声（1930—1998），当代著名中医学家，中医肾病泰斗，曾任中国中医科学院研究生院副主任、中国中医科学院西苑医院主任医师、中医内科博士研究生导师、教授，国务院学位委员会第二届学科评议组成员、中国中医科学院专家委员会及学位评定委员会委员、中华中医药学会内科肾病专业委员会副主任委员及老年病肾虚证专业委员会副主任委员、中国中西医结合学会肾病专业委员会委员、北京中医学会理事及内科专业学会委员等职，享受国务院政府特殊津贴。

时振声教授深谙中医经典，擅长热病、脾胃病及肾病的治疗。作为泰斗级的肾病学家，时振声教授是中国中医科学院的第一位肾病学博士研究生导师，是我国肾病学科的主要创始人之一。他建立了中医肾病学的理论体系，牵头拟定中华中医药学会首个"慢性肾小球肾炎中医辨证分型标准"和"慢性肾衰中医辨证分型标准"。在传染病学方面，时教授从理论上对中医的伤寒和温病进行了深入探讨，主张寒温汇通、病证结合，并首先提出从阴阳消长的角度认识六经辨证，从而阐释急性热病的发展和变化。

二、医家简介

时振声，男，汉族，1930 年出生于江苏省镇江市。他幼承家训，1949 年起随父亲时逸人先生侍诊，1951 年毕业于前中央国医馆附设中国医学专修科（后改为南京市中医进修学校），1952 年在南京考取中医师资格，1953 年赴山东大学医学院医疗系学习西医 5 年，毕业后留该院附属医院内科工作。1959 年由原卫生部调至中医科学院从事中医的临床医疗、科研、教学工作，先后在西苑医院传染病组、消化组、肾病组从事临床科研工作，曾为《中国中西医结合杂志》编委、《北京中医》编委、《中医研究》编委、《仲景学术与临床》杂志编委。

他从医 40 余年，著述颇丰，先后发表学术论文 200 余篇，著有《伤寒论申解》《外感热病证治要义》《肾炎的中医证治要义》《时门医述》《中医诊断和辨治纲要（日文版）》《时氏中医肾脏病学》等书，参与编著了《实用中医内科学》《现代中医内科学》《中医证候鉴别诊断学》《中医疾病鉴别诊断学》《实用中西医结合诊断治疗学》等大型中医学术著作，主审了《中医肾脏病学》等专科著作。他领导组建的中国中医科学院研究生部临床研究室，以西苑医院肾内科为临床科研基地，在国内最早开展了中西医结合治疗肾脏病研究，长期以来总结形成了一整套中医肾病的辨证论治体系，为中医肾脏病研究事业的发展壮大起到了积极的推动作用。除此之外，在外感热病方面，时振声教授借鉴现代医学中急性感染性休克的发病机制，以阴阳消长的内在关系，合理阐释了厥阴病的本质与治疗，并且熔伤寒、温病于一炉，对六经辨证与卫气营血、三焦辨证进行了深入的对比研究，将三者统一而形成新的热病学说。

三、师承源流

在中医教育发展的历史上，有一位中医大家名垂青史，他就是中医药院校教育的发起人和创始者——时逸人先生，而他正是时振声的父亲。时逸人先生被公认为中医教育家和中医院校教育的缔造者之一。他自幼天赋异禀，青年时期授业于同邑名医汪允恭，悉得其术。民国初期，国民党政府将行取缔中医的高压政策，在这样的情况下，时逸人先生与诸多中医志士一起，奋力抗争，四处呼吁，为了中医教育的发展，早年于上海亲自创办江左国医讲习所，后赴山西任中医改进研究会理事，新中国成立后又至南京中医进修学校、江苏省中医学校任教。时逸人既维护国医，又反对守旧，他重视实践、博采众长，开辟了一条开放而创新的学术路线，一生"以汇通中西为壮志，以融贯古方今方，俾切合实用为唯一目的"，并有"化中化西，而成为第三者之医学，始可言融汇"之说。在中西汇通方面，时逸人主张在明确诊断西医病名的情况下，采用中医的辨证论治方法，分辨其病因病机及治法。在融贯古今方面，时逸人汇集温病诸家之长，结合伤寒学说，创立"时令病学"，熔伤寒温病于一炉。时振声正是深得家学传承，新中国成立后就读于南京中医进修学校并于1951年毕业，1953年又赴山东大学医学院学习西医5年，在接受院校教育的同时在父亲身边侍诊，尽得家传。时振声教授研习《伤寒论》及《黄帝内经》，师古而不泥古，认为不可孤立地看待《伤寒论》六经理论，这是《黄帝内经》理论在临床中变化发展而来的。时振声先生继承其父时逸人先生之学，主张熔伤寒温病于一炉，消除伤寒与温病的门户之见，进而消除经方与时方之分，以六经辨证为辨证总纲，提出了新的外感急性热病的辨证模式。其学术思想亦以融汇中西、贯通寒温为特色，继往开来，独树一帜。时振声教授不仅以其卓越的学术建树享誉学术界，而且以其高尚的人格受到了学生及广大患者的爱戴。尤其在治学上言传身教，异常严谨，先后培养了全国中医肾病骨干数百人，进修生二百余人，常在全国各地进行讲学及医疗活动。在教诲学生方面，时教授为人师表，总是言传身教，身体力行。他谆谆告诫学生既要掌握中医知识，也要掌握必要的西医知识，在中西医结合的基础上，更好地挖掘、系统地整理中医理论，并运用现代实验手段在实践中验证和发展理论，用理论指导实践。时振声先后培养了硕士江海身、王国柱、王国栋、都占陶、倪诚、倪青，博士肖相如、刘宏伟、李平、孔海云、童安荣、杨卫彬等（图5-1）。

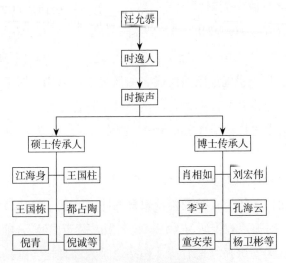

图5-1　时振声师承源流图

四、主要学术思想特点

（一）肾病方面的学术思想

时振声教授经过 40 年的研究探索，创立了中医肾脏病学的诊疗体系，尤其在突出中医特色的基础上，采用中西医结合的思路和方法治疗各种肾脏疾病。

1. 肾命学说

时振声在其父学术思想的指导下，比较全面地继承、完善和充实了《黄帝内经》《难经》肾命学说，认为命门是先天之本——"肾"的重要功能之一。对于肾命病机，主要分为真阳不足、真阴不足及阴阳两虚。

2. 补肾十三法

时振声教授提出慢性病久治不愈时，当注意从肾论治，因肾多虚证，故提出补肾十三法：滋补肾阴法、温补肾阳法、补肾纳气法、补肾健脑法、温补脾肾法、补肾益精法、滋养肝肾法、补益肺肾法、补肾固精法、温肾壮阳法、温肾利水法、温肾通腑法、交通心肾法。

3. 慢性肾炎病机的认识

（1）水肿病机

慢性肾炎水肿的机制，仍与肺脾肾三脏及三焦水液代谢功能的失调有关。此外，时振声提出肝气失于条达，亦可使三焦气机壅滞，决渎无权而间接地导致水湿内停。

时振声提出在水肿病治疗过程中，还当注意气、血、水之间的关系，气行则水行，气滞则水停，血能病水，水能病血。对于血、水关系，时教授认为，二者实际上反映了肝与水液代谢的关系，肝气条达则无气滞亦无瘀血，肝失疏泄则气滞血瘀，可产生水肿。

（2）蛋白尿病机

蛋白是人体精微，精微由脾生化，又由肾封藏。故章虚谷说："脾胃之能生化者，实由肾中元阳之鼓舞，而元阳以固密为贵，其所以能固密者，又赖脾胃生化阴精以涵育耳。"说明脾肾互相依赖，肾阳能助脾阳生化，而脾之生化又能助肾封藏。脾虚不能升清，则谷气下流，精微下注；肾气不固则封藏失司，精微下泄。

（3）肾性高血压病机

时振声认为临床上肾性高血压以肝肾阴虚、肝阳上亢者居多。少数肾性高血压在脾气虚损、水湿泛滥的基础上产生，痰湿上扰清窍可引起眩晕。

他尤其重视证型之间的动态变化，在肾性高血压的病机方面，他独树一帜地提出，除了常见的肝肾阴虚证型之外，气阴两虚、肝阳上亢者亦不少。这是因为肝肾阴虚迁延不愈，阴损及阳，遂见气阴两虚同时又有肝阳上亢，可表现为眩晕耳鸣。

此外，在治疗部分肾性高血压时加入活血化瘀药如丹参、赤芍、泽兰、红花、三棱、莪术之类，可使血压稳定或下降，此为肝藏血、肝气郁滞、疏泄失畅所致。肝阳上亢者，可能兼有血菀于上的现象，故在滋肾平肝的基础上，可佐活血行滞之剂。痰湿上扰者，必兼脾虚气弱，也可因运行无力而产生瘀滞，则在健脾益气的治则下，佐以化痰通络。

（4）慢性肾炎血尿病机

其主要证型多为阴虚火旺，迫血妄行；脾肾两虚，血失固摄；亦有反复外感风热出现血尿者。时教授认为，只要有血尿出现，必有瘀滞，琥珀、三七、马鞭草、刘寄奴等可酌情选用。在治疗过程中尤其需要处理好止血与活血的关系。

（5）慢性肾炎贫血病机

营血源于中焦，慢性肾炎迁延不愈，脾气进一步虚损时，则因运化失职、生化无权而出现贫血；肾气失固，精微下泄，亦是贫血产生的重要因素。因此慢性肾炎经久不愈出现贫血，主要责之脾肾。

（6）慢性肾衰病因病机

一般认为本病主因与脾肾虚损相关，诱因则为外邪与过劳。病机多为正虚邪实、寒热错杂。正虚指阴阳气血虚损，以往多认为脾肾阳虚多见，时教授经过临床实践，持有不同的观点，他同意张镜人的看法，认为气阴两虚导致后期营血亏虚是正虚的关键，妄投桂附有伤阴助火、加重出血之嫌。"善补阳者，必于阴中求阳"，治疗当温润两顾。

对于慢性肾炎导致的慢性肾衰，时教授认为证型以脾虚为多，可向脾肾气虚或阳虚转化；肾炎及高血压以肝肾阴虚及气阴两虚为多，肝肾阴虚后期阴损及阳，又可发展为气阴两虚，少部分发展为阴阳两虚。

邪实方面，可从水饮、湿热、湿浊、瘀血、肝风、风热等诸多因素考虑。此外糖皮质激素的应用可生湿热。以上邪实的情况在正虚的基础上都可以出现，而由于气血阴阳的互根关系，慢性肾衰最后多演变为气阴两虚或阴阳两虚。

对于以上邪实的诸多证型，时教授亦重视其关系和动态转化。如湿浊停留可以寒化，也可以热化。湿邪困脾，更损脾阳则寒化，寒化后，湿浊水邪犯肺则形寒咳喘，湿浊蒙蔽心包则神昏嗜睡，脾不统血则黑便呕血，肾阳衰败则少尿无尿，气急不续而亡。浊邪犯胃，使湿郁化热，亦可浊邪热化，热化后，痰浊壅肺则咳嗽黄痰，邪热扰心则烦乱谵妄，邪热入血则可见出血，邪热耗伤肾阴，热闭于下则可见少尿无尿而亡。

从并发症的角度来看，慢性肾衰合并心衰，是由于湿浊邪毒攻心，或水肿严重时水气凌心，或肝失疏泄、瘀血阻心等引起的。心气不足可出现四肢厥逆，心气不收可惊悸怔忡、精神浮越散乱，心病及肺又可咳逆上气、胸满仰息。慢性肾衰还可见手指蠕动、时有抽搐，为水不涵木、阴虚风动，或湿浊化热、因热生风所致。

（7）糖皮质激素

应用糖皮质激素易生湿热，且迅速化火，清热解毒法可减轻其副作用，有时也使病情缓解。

（二）擅长治疗的代表性肾脏病经验介绍

在肾病研究方面，时教授主要在慢性肾小球肾炎和慢性肾衰的中医理论与实践上进行了深入研究，目的是将中医的经验运用到现代医学的疾病研究上，使之产生新的理论来指导临床实践并提高疗效。

1. 慢性肾炎

（1）慢性肾炎的治疗原则

时教授将慢性肾炎的中医治疗分为水肿期和水肿消退期。水肿期可按水肿病论治，主要从肺脾肾三脏或三焦论治。慢性肾炎水肿消退后，可有长期蛋白尿难以消退，而且有些病人缺乏明显症状、仅尿检时发现蛋白尿，中医辨证困难。时教授于1977年总结出慢性肾炎蛋白尿治疗十法，其后于1990年又将其归纳为健脾、补肾、治肺、治肝、祛风、清利、活血七法。

总体来说，慢性肾炎蛋白尿的病机与脾肾两虚有关，脾虚则健运失司，清浊不分，肾虚则气化无权，封藏失司，以致精微下泄。但临床上情况复杂，五脏相关，其他各脏功能都可影响到脾肾，从肝、从肺论治尤其能体现出时教授独特的经验。

（2）慢性肾炎蛋白尿治疗十法

1）健脾益气法

症见面色淡黄，纳差乏力，腹胀痞满，嗳气不舒，大便稀溏，舌淡有齿痕，脉象沉弱。香砂六君子汤、补中益气汤、黄芪大枣汤主之。

2）温补脾肾法

症见畏寒肢冷，面色㿠白，腰痛腰酸，倦怠无力，舌体胖润，脉象沉弱。真武汤、附子汤、实脾饮、右归丸等主之，可加黄芪补气养血，亦可循北京中医医院临床经验加入鹿角霜、巴戟天、补骨脂、淫羊藿、菟丝子、枸杞等补肾阳之品。

3）气血双补法

脾虚水肿兼血亏，症见面色无华，气怯神疲，心慌，月经过多，脉沉细无力，舌淡无苔。当归补血汤、八珍汤、归芍六君子汤、圣愈汤主之。

4）滋养肾阴法

急性肾炎后期水肿消失后，多肾阴不足，慢性肾炎阶段多为脾肾阳虚，过久导致肾阴耗伤、阴阳俱虚或肾阴不足。症见手足心热，口干，腰酸痛，头晕，头痛，口渴喜饮，舌红无苔，脉沉细或弦细。六味、麦味、知柏、杞菊地黄汤主之。

5）补脾固肾法

蛋白尿为精浊下泄，芡实合剂可以久服，组成为芡实、白术、茯苓、山药、菟丝子、金樱子、黄精、百合、枇杷叶、蛋白尿多者用山楂、潜血多者用旱莲草。本法用于慢性隐匿性肾炎、尿蛋白量少者效果好。还可用水陆二仙丹、三仙丸（益智仁、山药、乌药）、九龙丸（金樱子、枸杞、山萸肉、莲须、莲肉、当归、地黄、芡实、茯苓）、补中益气汤加桑螵蛸、金樱子、补骨脂等。

6）阴阳双补法

单纯温阳则阳炽阴消，且温补脾肾日久亦可耗伤肾阴，症见畏寒肢冷，面色㿠白，腰酸腿软，或见口干喜饮，舌体胖大而红，脉沉细或细数。金匮肾气汤、党参龟鹿丸、地黄饮子主之。

7）活血化瘀法

本法亦可加入益气、补阳、滋阴、清热、利水等药治疗。如络脉瘀阻兼有水湿而致水肿时，可用活血利水剂，如桂枝茯苓丸合五皮饮、当归芍药散。

8）清热利湿法

由于脾肾阳虚多见，水肿消退过程中多用温阳利水之法，病情转化过程中残留水湿常郁而化热，症见口黏口苦，口干不欲饮，舌苔黄腻，脉滑数或弦滑。草薢分清饮、导赤散加味主之。

9）气阴双补法

症见全身乏力，腰膝酸软，手足心热，口干喜饮，舌略红，苔薄，有齿痕，脉沉细数。参芪地黄汤、大补元煎主之，下元偏虚者加紫河车或用河车大造丸。

10）消化蛋白法

本法为时振声教授从1970广东省西学中班得之，用山楂、苏叶、蝉蜕、益母草、槟榔配合清热解毒草药，临床实践效果较为满意。

（3）慢性肾炎蛋白尿从肺论治

慢性肾炎病程中，常见外感诱使蛋白尿增加，病情加重，而外邪常常首犯肺卫，因此，重视肺的治疗一方面可增强肺脏抵御外邪的作用，另一方面则间接保护了肾的功能，促使肾的封藏功能恢复。

治肺又可分四法：①益肺法：加强肺气作用，可用玉屏风散加入慢性肾炎的治疗中，散剂效果最好。②宣肺法：已经感受外邪，肺失宣降者，宜宣肺祛邪，风寒则用辛温解表如荆防败毒散，气虚阳虚宜扶正解表如参苏饮等，外感风热则用银翘散类辛凉透表，清热解毒，阴虚明显可用银翘汤或时老自拟银蒲玄麦甘桔汤加薄荷等。外感后水肿者，风寒可用麻桂五皮饮，风热可用越婢五皮饮，宣肺利水。③清肺法：外感风寒化热，或外感风热进一步发展为痰热壅肺，可用贝母瓜蒌散、杏仁滑石汤等，清肺化痰。④润肺法：慢性肾炎属肺肾阴虚者，常反复咽干、咽痛、咽红，阴虚肺燥症状突出，可以麦门冬汤、竹叶石膏汤等养阴润肺治疗，时教授尤善使用竹叶石膏汤加益母草、白茅根各30g活血清利，薄荷6g辛凉宣散，在临床取得了较好的疗效。

（4）慢性肾炎从肝论治

肝郁者用疏肝法，方如柴胡疏肝散、逍遥散等；肝血虚或肝阴虚用养肝法，方选四物汤加枸杞、牛膝等，或杞菊地黄汤加减；阴虚阳亢用平肝法，方选羚角钩藤汤等。此外时教授临床中还曾用四逆散和小陷胸汤治愈证型为肝郁兼痰热肾炎的病例。

（5）特效药物

时教授在辨证论治的基础上加入多年经验总结的具有显著

消除蛋白尿效果的药物：黄芪、小叶石韦、昆明山海棠、雷公藤、黑大豆、白果、地龙、乌梅、山楂、冬虫夏草等。

2. 慢性肾衰竭

（1）权衡标本缓急

缓则治本，若见腰酸乏力，面色萎黄，耳鸣头晕，咽干口燥，自汗盗汗，五心烦热，全身畏寒等各种虚损症状，当究气血阴阳何者虚损。气阴两虚者还要辨明气虚阴虚两者偏重的情况。此外补益剂中亦常斟酌加少量理气醒胃之品，顾护胃气。

急则治标，当标病危及患者生命或影响对本病的治疗时，当分辨复感外邪、浊邪中阻、水凌心肺、肝风内动等不同的标病，其目的仍是为了更好地治本，与之相辅相成。

标本兼顾，当病机属正虚邪实、标本俱急时应用。如气虚外感宜益气解表，又如气虚之体久病入络，瘀血内停，当益气活血并进。

（2）注意调理脾胃

脾肾关系密切、相辅相成，脾阳健运有赖肾阳温煦，肾精常需脾精滋养，同时二者在水液代谢中有着重要的协同作用。病理上，慢性肾衰尿毒症患者常以脾胃功能紊乱为表现，症见恶心呕吐，口黏纳呆，便秘腹泻，舌苔黄腻水滑或焦黄焦黑起刺等，其机制为肾气衰败，气化无权，二便失司而致湿浊内停，影响到胃纳脾运、升清降浊的功能。浊阴上泛口鼻还可出现口臭口黏，浸渍肌表还可出现皮肤瘙痒。肾衰病的治疗中，欲补肾虚，法用益气则易壅滞气机，养阴又滋腻碍胃，徒进温补还易增湿助热，胶结难解。因此顾护胃气，使脾胃能化水谷而助补肾之力，同时分清泌浊助水液之代谢，在延缓肾衰进展的过程中可起到关键的作用。

时教授调治脾胃的三大法可总结为健脾益气、寒热并调、升清降浊。健脾益气适用于脾虚兼寒湿者，方以香砂六君子汤等。寒热并调适用于湿浊中阻郁而化热者，方如黄连温胆汤、苏叶黄连汤、半夏泻心汤等。至于升清降浊法，其辨证要点为苔白滑而呕恶，浊气不降则呕恶频繁，苔白滑提示湿浊阴邪，故宜温化升清，治以小半夏加茯苓汤、旋覆代赭汤调理气机升降，与温化湿浊法并进。对于降浊的一方面，时教授认为以大黄通腑泄浊治疗慢性肾衰具有一定的疗效，但对于虚实夹杂的慢性肾衰患者而言，通腑泄浊应采用扶正攻下法，以免犯"虚虚"之忌，且时教授经过临床验证，对于慢性肾衰终末期，大黄无明显疗效。

（三）其他方面的学术思想

时振声教授继承其先父时逸人先生的学术思想和临床经验，注重临床实效，中西结合，博采众长。他主张辨病与辨证相结合，尤应重视"证"的动态变化。他认为不论是感染性疾病还是内科杂病，其治疗都应采取辨病与辨证相结合的方法。每种病都有其特殊性，而证是一般性的，根据病的发展规律，证也在不断地变化，因此辨证论治只有重视证的动态变化，才能体现治疗个体化的特点，体现中医论治的优势。如在慢性肾炎的诊治过程中，时振声教授发现，其病程虽然很长，但也同样有证型的转化，脾肾气虚或肝肾阴虚都可以转化为气阴两虚，并于1980年首先提出这一证型的病机和证治，尔后愈来愈多地得到了同道们的公认。

在慢性病的治疗中，时振声强调要把握正邪关系，特别是正虚邪实比较明显的疾病。如慢性肾衰，在病情稳定时应以扶正为主，但也要兼顾邪实；在邪实突出时，则当以祛邪为首务。慢性肾衰的邪实，在多数情况下属于可逆性的加剧因素，如感染、心衰、血容量不足、电解质紊乱等，控制这些因素，常可以使病情转危为安，趋于稳定。

在治疗慢性病中，由于五脏相关，"虚邪之至，害必归阴，五脏之伤，穷必及肾"，故时振声强调慢性病宜从肾论治，如此可以获得较好疗效。如所治一氧化碳中毒性脑病、运动神经原疾病，常以补肾活血而获愈；所治老年慢性哮喘性支气管炎，常以补肾纳气而取效；所治慢性溃疡性结肠炎、肠功能紊乱经久不愈者，常以补肾固涩而取效；所治老年前列腺肥大，常以补肾通利而奏效；所治慢性肾炎则更多采用补肾法（温肾利水、温肾健脾、滋肾清利、滋肾平肝、滋肾益气、滋肾清热等），均取得了明显效果。

他还强调治疗急性病要防其传变。其含义有二：一是早期治疗，免生变证；二是预护其虚。这在急性热病的治疗中有重要的意义，可以控制感染，预防并发症，促使患者早日恢复健康。

对于外感热病，时振声历来主张寒温汇通，认为两者的对象是一致的，都是急性传染性或感染性疾病，只不过初起时所表现的证候有偏寒、偏热之不同而已，以后的转归和经过大致相同。由于古人未能明确地分辨各种传染病和感染性疾病的不同经过，故认为开始为太阳病阶段，以后有的是太阳传至阳明，有的是太阳传至少阳，有的是太阳直接传至太阴或少阴或厥阴。虽然所用六经辨证与卫气营血辨证不同，但实质是一致的，故有六经辨证与卫气营血、三焦辨证同一性之论。在传染病研究方面，时振声从理论上对中医的伤寒和温病进行了深入探讨，对《伤寒论》六经辨证首先提出阴阳消长的观点，以阴阳消长说明急性热病的发展和变化，合理地解释了被认为是千古疑案、难以探索的《伤寒论》厥阴病问题，认为厥阴病是阴和阳都衰微到极点而出现的热厥及其转化的寒厥，相当于现代医学的感染性休克。他根据热厥的治疗原则治疗中毒性菌痢昏迷者，及时挽救了病人的生命，取得了良好疗效。

（四）继承人对学术思想的发挥

1. 江海身

作为著名中医肾脏疾病专家时振声教授早期的研究生，江海身深入研究了慢性肾炎类疾病的中医发病规律及转归，提出了"外内合邪"致病论及"治客当急，治主当缓"的治疗原则，采用"标本兼治，寓泻于补"的方法，治疗各类肾炎及慢性肾功能衰竭疗效显著，不但能有效地稳定病情，而且还能减轻并发症，保护病人的肾功能，改善体质，提高生存质量。

2. 李平

李平继承了时振声教授的学术思想，从整体观及辩证观分析了慢性肾炎的病机及治疗思路。他还继承了时教授"中西汇通"的学术观念，认为该病不仅要注意勤求古训，博采众长，还当吸收现代医学的研究成果，坚持辨病与辩证相结合，总结时振声教授的临床经验，结合多年来的临床体会组方，通过现代实验室研究研制出了治疗慢性肾脏病蛋白尿的中药复方柴黄益肾颗粒。李平认为，治疗慢性肾脏病蛋白尿要坚持中西医结合，在现代医学飞速发展的今天要注意向西医学习，学习西医的诊断技术，对疾病做到透彻了解，同时还要注意学习现代医学的治疗方法。他在传承时老经验的基础上，创立治疗糖尿病肾病的糖肾方，围绕该方进行了一系列的临床研究，其成果获得国家科技进步二等奖 1 项，省部级科技成果奖 9 项，极大提高了中医药治疗糖尿病肾病的社会影响力，促进了中医药的创新发展。项目组发表中医药治疗糖尿病肾病研究论文 180 篇，其中被 SCI 收录 60 篇，向国际社会展示了中医药治疗糖尿病肾病的科学性、合理性，推动了中医药的国际化进程。

3．都占陶

都占陶继承了时振声教授的学术思想，认为 IgA 肾病发生和发展的重要因素是机体脏腑气血阴阳的虚弱。瘀血是 IgA 肾病的病理产物，又是 IgA 肾病加剧和发展成肾衰的重要因素。其主要定位为肺、脾、肝、肾。

4．倪青

倪青继承了时振声教授的学术思想，对于糖尿病肾病进行了病机分析，认为本病脾肾亏虚为本，痰瘀互结为标，辨证当分三期，扶正补虚为先，强调豁痰祛瘀，重视三焦气化。

5．肖相如

肖相如总结了时老关于糖尿病肾病的学术思想，认为糖尿病肾病要兼顾糖尿病和肾病二者的基本病机。糖尿病的基本病机是肺、胃、肾三脏灼热伤阴，日久阴损及气，故临床上气阴两虚多见。糖尿病肾病的中医辨证亦以气阴两虚为主，因此，本虚标实、气阴两虚是糖尿病肾病的基本病机。但在临床上还应注意两个问题，一是气虚和阴虚的主次，二是病机的变化。他还创立了慢性肾衰的脏腑替代理论体系及诊疗方案，临床应用取得了较好的效果。

五、代表著作及主要内容

（一）《时氏中医肾脏病学》

本书分三部分：第一部分基础篇，介绍肾脏的中医生理及生理功能，肾脏病的中医病因病机及中医治疗；第二部分临床篇，分十三章分述各种原发及继发肾脏病的病因病机及治疗经验；第三部分进展篇，汇通中西医，阐述现代医学对于肾脏病的病机及药理研究。

（二）《时振声论肾病》

本书是名老中医时振声先生 50 余年治学、行医、教学生涯的心得体会及经验荟萃。全书共分临证经验、医理阐述、方药解析、医案拾萃、薪火相传五个部分。此外，书中也论及时振声先生治疗慢性肝炎、支气管哮喘、糖尿病等病的经验及体会。

（三）《时振声伤寒发挥》

本书旨在搜集、整理我国近现代著名中医时振声生前遗留的著述、文稿、讲义等。这些文献资料有的早年曾经出版、发表过，但如今已难觅其踪；有的仅存稿本、抄本，从未正式刊印、出版；有的则是家传私藏，未曾面世公开过，可以说非常珍贵。从内容看，本书有研习经典医籍的心悟、发微，有学术思想的总结、阐述，有陆证经验的记录、提炼，有遣方用药的心得、体会，篇幅虽不大，但内容丰富多彩，且都带有鲜明的名医个人特色，具有较高的学术和实用价值，足资今人借鉴。

（四）《时门医述》

本书乃时振声教授从医 40 年来的心得体会。第一部分是医论，选录了时教授在中国中医科学院研究生部为培养研究生所做的专题讲座、报告，以及有关中医理论和临床总结的资料。第二部分是医话，选录了时教授在临床实践中的一些看法，包括思路方法、病机证治、研究述评、经验体会、分析探讨等，以供临床参考，有些看法虽不全面，但是从临床实践中得来的认识，为拓展思路，丰富理论，提高疗效，似有探索的必要。第三部分是医案，为时教授从事临床实践的部分记录。第四部分介绍其父时逸人老中医的学术思想与临床经验。

第六章　戴希文

一、概述

戴希文（1931—2022），中国中医科学院广安门医院主任医师、教授、博士研究生导师，是中国中医科学院广安门医院肾内科和血液透析中心创始人，兼任中国中医药学会中医药发展研究中心委员、中国保健科学技术学会健康评价委员会肾内专家组主任委员等，享受国务院政府特殊津贴。在国内、外学术期刊上发表学术论文30余篇，参加或指导国家自然科学基金、国家中医药管理局课题及院所级课题8项，参与《中医诊疗常规》《中西医结合危难重症诊治》《中西医结合肾脏病诊治进展》等书的编写。

二、医家简介

戴希文，女，1931年生，福建省福州市人。1955年毕业于福建医学院，1958—1961年在福建中医学院第一期西医离职学习中医班学习，1963年3月调入中国中医科学院内科研究所工作，先后跟随赵心波、黄坚白、朱颜、岳美中等名老中医学习，1985年于日本东京女子大学进修。

戴希文从事中西医结合临床、教学、科研工作 60 余年，积累了丰富的中西医结合治疗内科疾病的临床经验，尤侧重肾脏病的中西医结合治疗和科研工作。她在肾脏病的治疗中重视整体观念，治病求本，辨病与辨证相结合，尤其主张对于血瘀、湿热等实邪的祛除，自拟"益肾降压方"治疗肾性高血压、"益肾缓衰方"治疗慢性肾衰竭、"益气清解方"治疗 IgA 肾病，临床疗效突出。对慢性肾小球肾炎、难治性肾病综合征等病证的辨证论治，中医药治疗血液透析患者的远期并发症等方面有独到的见解。其独特的辨证用药方法，在延缓慢性肾脏病肾功能进展方面取得了显著的疗效。

三、师承源流

戴希文曾跟随赵心波、黄坚白、朱颜、岳美中学习（图6-1）。

在跟随赵心波先生学习时，戴希文教授对于赵老提出的"辨病与辨证相结合"观点深为赞同，只有在辨病的基础上进行辨证论治，才能既改善症状，又从根本上治愈疾病。赵老提出"三焦"辨证论治不是上、中、下三焦僵化式的传变，而是表里上下同病，不可割裂来看。

黄坚白先生善治内科疾病如糖尿病、消化系统疾病，尤以肝病为长，指出治疗肝炎宜清热利湿，疏肝健脾活血，腹水宜培元固本，扶正祛邪。戴希文教授在继承了黄老"肝炎实多虚少，腹水虚多实少"的学术思想上，亦提出"肾炎实多虚少，水肿虚多实少"的观点。

朱颜先生治病强调"治病必求其本"，其中八纲辨证可以从总体上概括疾病的整个病机变化。他注重在糖尿病治疗中发挥食疗的作用，如《三因极一病证方论》中的猪脊汤，治疗还需随机应变，根据病情变化，补偏救弊，如阳虚者当温补回阳，但阳回之后反见阴伤，此时又应甘寒救阴。针对肾炎水肿的病人，如其舌苔黄腻，则用大腹水肿散治疗，药量由五分逐渐加量至一钱，再配合黑豆鲤鱼汤增加营养而消肿。水肿消退后当固本培元，予以六味地黄汤加减滋阴补肾。此外，戴希文教授在治疗肾病时亦强调食疗的重要性。

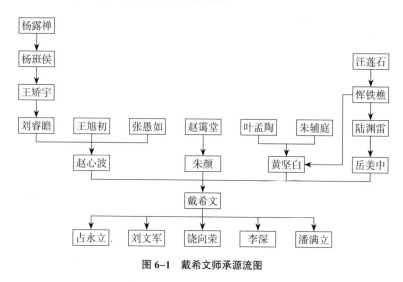

图 6-1 戴希文师承源流图

四、主要学术思想特点

（一）肾病方面的学术思想

1. 重视气、血、水辨证

治病必求其本，本在阴阳。气血是阴阳在人体最核心的表现，气为阳，血为阴，气血失调则百病丛生，气血顺畅则邪退病痊。戴希文教授指出：气有气虚、气逆、气陷之分，治有益气、调气、降气之异；血有血虚、血瘀、血结之分，治有养血、活血、破血之侧重。肾主水，肾脏为病，多以水肿为临床表现，因此治水要详辨水、湿、热、浊，而有温阳利水、健脾祛湿、清热利湿和祛湿降浊之不同。

2.扶正与祛邪并顾

戴希文教授认为气虚湿瘀为慢性肾脏病的核心病机，本病虚实夹杂，因此临床治疗时需要扶正与祛邪兼顾，不可分离。

扶正，气虚当以益气为先，临证多用玉屏风散及太子参益气固表，以补益肺脾之气。若脾虚便溏者，以党参易太子参以加强健脾之功；口干、咽干、便干等阴虚症状明显者，以南北沙参易太子参清热养阴；慢性肾衰竭兼见慢性心力衰竭者，以人参或西洋参易太子参补益气阴。

祛邪，当给邪以出路，邪去正自安。上焦风热表邪，治以疏解；热毒之邪，治以清解；中焦湿滞，治以宣燥；下焦湿热，治以清利；湿浊之邪，治以通降。慎用滋腻碍胃及桂附辛热之品以防敛邪助邪或动血生风。

3.分期论治

慢性肾脏病在不同时期往往症状不同，因此需要分期论治。戴希文教授认为1～2期多以湿热毒邪为主，治以清热解毒、凉血利湿药物为主，3～4期病情进展，久病则气血不畅，浊瘀内生，用药则以活血利水泄浊为主；5期则浊毒冲心冲胃，后天之本难以为继，用药更注重养血及理气和中。

4.辨病与辨证相结合

蛋白尿：蛋白尿可见于多种肾脏病，戴希文教授认为其基本病机为肺脾肾三脏失调，脾失健运，肾失封藏，肺气不宣，最终导致膀胱气化失职，出现蛋白尿。

血尿：戴希文教授认为尿中见血则为热。任何形式的血尿均可视为"湿热内蕴，湿热未清"的表现，长期尿血及镜下血尿也是"热"的一种重要表现。无痛性咽炎和扁挑体肿大也是"热邪居内，隐匿时发"的重要因素。"湿因热更腻，热因湿难清"，因此采用通利法，达到"清热利湿，凉血止血"的目的，收到长久稳定的疗效。

肾性高血压：原发性高血压的病机多认为是阴虚阳亢，但肾性高血压是由于肾脏疾病引发的并发症，其病机与原发性高血压不同，戴希文教授指出其病机是气虚血瘀，水湿内停。在慢性肾脏病早期，脾肾之气损耗，日久则脾肾之阳亦不足，五脏六腑之阳气均以脾肾阳气为动力，脾肾阳衰则五阳不布，血失温煦则凝滞不行，出现血瘀。肾主水，脾行水，阳气虚损则水湿难以气化散布，停于体内，发为水肿。水湿瘀浊停留于内，则脉络不通，血压升高，出现肾性高血压。因此肾性高血压由"气虚－水湿血瘀内停－脉络瘀阻"病机演变而来，是"久病伤阳""久病必瘀"的必然结果。

肾性贫血：肾主骨生髓，肾性贫血以慢性肾脏病多见，属肾精不足，治疗当以补益肾精为主，偏肾阴虚者，以六味地黄丸、左归丸加减；阴虚较盛者常加枸杞、桑椹子滋养肾阴，或配菟丝子、巴戟天、鹿角等助阳生阴。

5. 关注激素的影响

（1）激素副作用的中医病机

激素大量使用往往容易导致感染，说明其会耗伤正气，使卫外不固；激素导致血压升高，根据激素伤阴的特点，应多为阴虚火旺；激素导致内分泌紊乱，可出现如闭经、痤疮、性功能障碍等症状，情志方面出现急躁易怒，也是阴精受损的表现。

（2）激素减量时中医的配合

在大剂量使用激素阶段，阴虚火旺症状明显，宜侧重于滋阴降火；当激素减半时，患者阴虚火旺证候逐渐消退，而气虚证候渐渐出现，可表现为脾肾气虚或气阴两虚证候，应侧重于益气养阴；如病情没有缓解，则此时证候更为复杂，往往正虚和邪实并重，且以气虚兼有湿热、血瘀多见，治疗则注重扶正祛邪并用；在缓解期和减撤激素后期阶段，以正虚证候为主，邪实较轻，热象不明显，宜减去清热解毒之品，加温阳补肾药物，如续断、淫羊藿等，以防病情复发。

6. 重视兼证

很多患者由于大量蛋白尿，往往出现重度水肿，此时应标本兼治，加用制商陆（用量 9～15g）、车前子等；水肿消失后，去大腹皮、商陆、车前子，加太子参、穿山龙等益气养阴、健脾祛湿之品，以助消蛋白。

在疾病缓解期，很多患者因为出现上呼吸道及泌尿系等感染而复发，因此必须重视兼证的治疗。出现咽部痛剧或热象明显者，可加大青叶、紫花地丁、蒲公英、鱼腥草、蛇莓等清热解毒。

7. 配合食疗

肾病患者往往对于饮食有着严格的要求，如果不能控制饮食往往疗效较差。因此临证时应根据患者病情不同而配合食疗。

例如对于肾病综合征低蛋白血症的患者，不必过于积极补充血清白蛋白，因为即使输注血清白蛋白，在几天内即经肾脏丢失殆尽，故只能维持很短的疗效，而且输注血清白蛋白可引起肾小球和肾小管间质损害，加之白蛋白价格昂贵，给患者带来沉重的经济负担。此时可建议每日服用鲫鱼汤（用油煸后加葱姜，文火炖到汤呈乳白色)、鸡汤(要求文火炖 8 小时)，常可达到改善营养状态、升高血清白蛋白的作用，比单纯输注血清白蛋白效果更佳。但对于慢性肾衰竭患者，则要求优质低蛋白饮食，提倡结合麦淀粉饮食，并注意电解质情况。

(二)擅长治疗的代表性肾脏病经验介绍

戴希文教授善用玉屏风散、银翘散加减，益气固表，清热解毒，疏散外邪，治疗慢性肾炎。她在防己黄芪汤和当归芍药散基础上自拟益肾降压方，活血利水治疗肾性高血压。她还认为慢性肾衰竭患者多有枢机不利，三焦失司，湿热内郁蕴浊，而以"心烦喜呕，默默不欲饮食"为主要临床特征，运用小柴胡汤、大柴胡汤治疗慢性肾衰竭，可使"上焦得通，津液得下，胃气因和"。慢性肾衰竭尿毒症期重在保护胃气，戴希文运用旋覆代赭汤合六君子汤治疗，两方合用一补虚一降逆，标本兼治，可减轻患者胃肠道症状。

1. 慢性肾衰竭

清代名医戴北山提出"寒热兼备之谓和，补泻合剂之谓和，表里双解之谓和，平其亢厉之谓和"。慢性肾衰竭多虚实夹杂，一味清下则伤正，单用补法则可能虚不受补，反而生浊助邪。故戴希文教授以和法为理论基础，以小柴胡汤加减延缓慢性肾衰进展，其中慢性肾衰竭早、中期以益气活血，利湿降浊法补泻同剂，后期以大柴胡汤、大黄附子泻心汤寒温并用，攻补兼施。

2. 慢性肾炎

戴希文教授认为慢性肾炎的病机为气虚血瘀兼有湿热。益气活血，清热利湿法是戴希文教授在长期临床实践中总结出来的经验。戴希文教授认为血瘀既是肾炎的致病因素，又是肾炎发展过程中的病理产物，对于血瘀、湿热等实邪的祛除，应以"补血祛瘀"为基本治法。针对血瘀证，她常选用中药侧柏叶、仙鹤草补虚祛瘀，当归、赤芍、川芎养血祛瘀，白茅根、白花蛇舌草活血利水祛瘀，以"清""利"为度，不选破血逐瘀之品。

针对湿热证，戴希文教授常从三焦分治。或从肺宣，取金银花、连翘、大青叶之类；或从脾渗，取茯苓、白术、白芍之流；或从下利，取车前草、白茅根、仙鹤草、泽泻之属，对症用药，各有侧重。水肿为湿邪，风、寒、暑、火、热邪皆能化湿，皆能夹湿，导致病情缠绵不愈，用祛湿利水法与健脾益气、清热解毒、养血活血之法相结合，祛湿而不伤正。

针对气虚证，戴希文教授常用中药黄芪和白术配伍，二物皆能用于肺脾气虚之证和气虚失运、水湿停聚引起的肢体面目浮肿、小便不利、脘腹胀满、痰饮水肿等。

3. IgA 肾病

戴希文教授认为在肾小球疾病发展过程中，湿热和瘀血对于疾病的发生和发展具有特别重要的意义。IgA 肾病常夹有上焦风热或痰热、中下焦湿热。

血尿是 IgA 肾病的主要临床表现之一，由湿热蕴结于肾与膀胱，热灼血络而致，但因湿阻中焦，久遏脾气，或脾气素虚，统摄无权，血随气脱，而肾元亦伤，固摄失职，使血渗小道，随尿而出，而呈血尿。肾炎清解方正是在把握 IgA 肾病病机的基础上组方，以玉屏风散、银翘散及五味消毒饮化裁而成。

大量蛋白尿的患者使用解毒祛湿之蛇莓、白花蛇舌草、穿山龙、蒲公英、紫花地丁等中药，可减少尿蛋白的排泄。

初病者肺气虚最为多见，或兼有脾气不足，或兼有肾之气阴不足，在治疗 IgA 肾病的时候，根据该病临床的主要证候，多用益气清利方和滋肾清利方，而以前者更为常用。气阴两虚者可用两方化裁使用。

IgA 肾病为本虚标实之证，多虚实夹杂，单独脾肾阳虚型很少见，多夹湿、夹瘀，因而有阳虚者，不宜用大热之品，如附子、肉桂、鹿茸等药，而宜用温而不燥之菟丝子、川断、淫羊藿、鹿角霜等药。少数患者可以表现为单纯脾肾阳虚型，多用淫羊藿、肉苁蓉、鹿角霜和冬虫夏草等温而不燥之品，附桂易动血动风（引起血压升高、出血）和增强分解代谢（尿素氮升高），故少用。补脾和胃多用香砂六君子汤，和胃降逆多用旋覆代赭汤。

4. 糖尿病肾病

消渴发病是由于脏腑功能减退，如《灵枢经》："五脏皆柔弱者，善病消瘅。"戴希文教授认为，糖尿病肾病发病亦是五脏衰竭的结果，其中主要责之于脾肾两脏。但久病则浊邪内生，不可一味侧重补虚，仅仅通过健脾补肾则疗效不佳。她指出扶正当益气养阴，祛邪当活血利水。在糖尿病肾病 1～2 期，加入祛湿解毒之品，可减少尿蛋白排泄，改善症状。糖尿病肾病中后期，往往气虚、血瘀、水停明显，治以益气活血，利湿降浊，以益肾缓衰方加减。糖尿病肾病晚期，三焦气化无权，浊邪上逆，水凌心肺，出现心悸喘咳，故治疗时需肺心肾兼顾，治以益气活血补心，平喘降逆，以小柴胡汤合旋覆代赭汤加减。

5. 慢性马兜铃酸肾病

戴希文教授认为，慢性马兜铃酸肾病在病因和病理损害机制上与其他原因所致的肾损害有不同之处，多见苦寒之品久用损害脾胃，脾气受伐，过于清利伤及津气，辛散耗伤气阴，久则气血阴阳俱损，同时可见血脉枯竭，湿热蕴浊。治疗时当重用甘养通补之品，侧重于益气养血活血、利湿泄浊，以益肾缓衰方加减治疗。

（三）其他方面的学术思想

1. 常用自拟方剂组成

益肾缓衰方：生黄芪、太子参或党参、当归、赤芍、白芍、川芎、车前草、代赭石、大黄。

益气清解方：黄芪、白术、防风、金银花、蒲公英、当归、川芎、赤芍、白芍、茯苓、泽泻、车前草。

益肾降压方：黄芪、汉防己、黄芩、牛膝、当归、赤芍、白芍、白术、益母草、川芎、茯苓、泽泻、车前草。

2. 用药特色

（1）常用药

学生根据戴希文教授门诊病历，通过数据挖掘，发现戴希文教授使用频次最多的15味药物为生黄芪、当归、连翘、白花蛇舌草、白芍、赤芍、金银花、太子参、车前草、穿山龙、茯苓、炒白术、大青叶、川芎、防风。

（2）善用双关药

戴希文教授用药精炼，喜欢使用一些具有多种药效的药物。如防风既可疏风，又兼治脾虚泄泻；黑芥穗疏风解表兼能止血，可用于治疗兼有上呼吸道感染症状的血尿；鱼腥草、白花蛇舌草、白头翁、蒲公英等既可清热解毒，又可利湿通淋；穿山龙既可祛风除湿，降低尿蛋白，又能活血利水。

（3）喜用对药及角药

肾性水肿：猪苓-商陆-汉防己、桑白皮-大腹皮活血利水消肿。

肾性高血压：黄芪－牛膝－益母草－泽泻益气活血，引血下行。

肾性骨病：煅龙骨－煅牡蛎收敛固涩兼补钙。

激素副作用：知母－黄柏、南沙参－北沙参养阴泻火。

血尿：侧柏叶－仙鹤草－地榆炭、大蓟－小蓟凉血止血。

胸闷：枳壳－郁金－黄精益气养阴，活血宽胸。

脘痞纳呆：黄连－木香、黄连－制吴茱萸、黄连－瓜蒌－枳实、藿梗－紫苏梗辛开苦降，化湿和中。

下焦湿热：川楝子－败酱草－白头翁清热解毒利湿。

乳腺结块：土贝母－海蛤壳软坚散结。

月经不调：丹参－生地黄－白鲜皮、生地黄－熟地黄－鸡血藤－代赭石、生地黄－熟地黄－续断－香附滋阴养血调经。

（四）继承人对学术思想的发挥

1. 从"肺"论治 IgA 肾病（慢肾风）学术思想的发挥

IgA 肾病是世界范围内最常见的原发性肾小球肾炎，也是导致终末期肾衰竭的重要病因。本病多属于中医"慢肾风"的范畴。关于其中医病机，古代医家多认为是"肾失封藏，精微下泄"，因而多采用补肾固摄之法治疗本病，但临床疗效甚微。中医学认为肺为五脏之华盖，"温邪上受，首先犯肺"，戴希文教授在临床中发现 IgA 肾病患者多见肺肾两虚之证，肺气亏虚，卫外不固，进而易外感风寒、风热等外邪，从而成为本病诱发和加重的重要因素。因此，戴希文教授以 IgA 肾病从肺论治为指导思想，强调益肺固表，疏风清热为治疗本病的重要法则，占永立在戴希文教授从肺论治 IgA 肾病学术思想的指导下进一步发挥，创立以玉屏风散加减为代表的益肺固表方，以银翘散、升降散加减为代表的疏风清热方，临床运用取得了很好的疗效。

2. 从"气血水"论治特发性膜性肾病（水肿）学术思想的发挥

特发性膜性肾病是仅次于 IgA 肾病的常见肾小球疾病，中医属于"水肿"范畴，早在《素问·汤液醪醴论》中就提出关于水肿的治疗法则"去菀陈莝，开鬼门，洁净府"，"开鬼门"即汗法，多用于急性肾小球肾炎的治疗；"洁净府"即逐水法，适用于各种原因引起的水肿；"去菀陈莝"指活血利水法，对于水肿气虚血瘀水停证具有很好的疗效。特发性膜性肾病临床常表现为肾病综合征，气虚血瘀水停为其重要病机，戴希文教授在继承老一辈肾病专家临床经验的基础上，形成了以"气血水"论治特发性膜性肾病（水肿）的学术观点。占永立教授在戴希文教授学术思想的指导下，形成了以当归芍药散合防己黄芪汤加减为代表的益气活血利水中医特色疗法，在临床上取得了较好的疗效。

3. "和"法为主治疗慢性肾衰竭（肾劳）学术思想的发挥

慢性肾衰竭（肾劳）是各种慢性肾脏疾病持续进展的最终结果，常常出现多种并发症，其中医病机复杂，归纳起来主要为本虚标实，寒热错杂，中医治疗较为棘手，若单用补法，一方面患者存在虚不受补的情况，另外一方面有补而助邪之弊，若单用清法、下法，又恐伤正。戴希文教授在临床中根据清代名医戴北山"寒热兼备之谓和，补泻合剂之谓和，表里双解之谓和，平其亢厉之谓和"的认识，创立了运用和法治疗慢性肾衰竭（肾劳）的学术思想，解决了慢性肾衰竭治疗过程中扶正与祛邪的矛盾。在此理论的指导下，形成了以益气活血、利湿降浊法（补泻同剂）治疗慢性肾衰竭早、中期，大柴胡汤或大黄附子泻心汤加减（寒温并用，攻补兼施）治疗慢性肾衰竭后期的中医特色治疗方法。占永立教授在其学术思想的指导下，以大、小柴胡汤，大黄附子泻心汤等为代表治疗慢性肾衰竭取得了较好的疗效。

第七章　吕仁和

一、概述

吕仁和（1934—2023），主任医师、教授、博士生导师，第三届国医大师，第三批全国老中医药专家学术经验继承工作指导老师，是我国中医药防治糖尿病及其并发症领域重要的开拓者和奠基人之一，也是国内外著名中医肾病专家。吕仁和主持创建了中华中医药学会糖尿病分会和世界中医药学会联合会糖尿病专业委员会，曾任中华中医药学会内科肾病专业委员会副主任委员、北京中医药学会糖尿病专业委员会主任委员、北京中医药学会肾病专业委员会顾问、北京中医药学会常务理事、原卫生部新药审评委员。

吕仁和教授长期从事中医药诊治糖尿病及其并发症和肾脏病的临床科研工作，主张分期辨证，综合治疗，学验俱丰。曾先后主持国家科技部"七五""九五""十五"国家科技攻关计划项目等国家和部局级以上科研课题9项，获得部级科技进步奖6项。吕仁和作为中医内科学硕、博士生导师，培养了一大批中医糖尿病和肾病方面人才。

二、医家简介

吕仁和，男，生于 1934 年，山西原平人，中共党员。他作为首届北京中医学院毕业生，1962 年留校从事医、教、研工作，后师从施今墨先生、秦伯未教授和祝谌予教授。1969 年吕仁和教授响应国家号召，前往桂林南溪山医院内科工作，在西医专家张乃峥、汪家瑞教授指导下从事医疗、教学和科研工作，1975 年返回东直门医院后长期扎根临床一线，历任内科副主任、副院长等职，为国家中医肾病重点专科、国家中医药管理局内分泌重点学科和肾病重点专科学术带头人，国家中医药管理局全国老中医药专家继承工作指导老师，国家第三批名老中医"师带徒"指导老师，首批全国中医药传承博士后合作导师，北京中医药大学老中医专家学术经验继承博士后导师，享受国务院政府特殊津贴专家，中央保健局会诊专家，《中华糖友》名誉主编。吕仁和教授是我国中医药防治糖尿病及其并发症领域重要的开拓者和奠基人之一，也是国内外著名中医肾病专家，曾多次应邀到德国、日本、韩国等地进行讲学和治病。

三、师承源流

费伯雄，清孟河医派开创者，中医世家，自幼随祖父费国榨、父亲费文纪学医，又拜御医王九峰为师，曾治愈道光皇帝及皇太后之疾病，治疗主张和缓醇正，辨证准确，善于化裁古方。

马培之，清孟河四大家之一，祖上自明代马院判起世代为医，马培之自幼随祖父马省三习医 16 年，后博采王九峰、费伯雄之说，融会贯通，以外科见长而以内科成名，于光绪六年（1880 年）为慈禧治病，慈禧称他"脉理精细"，赠其手书牌匾

"务存精要"，自此蜚声医坛。弟子有同为孟河四大家的巢渭芳、丁甘仁，清末名医邓星伯、马伯藩、贺继衡等。

丁甘仁，孟河人，先从业于马仲清和其兄丁松溪，后拜马培之、汪莲石为师。临床重视经典，善用经方，师古不泥古；博采众家之长，开伤寒温病统一论先河；灵活运用六经、卫气营血、三焦等多种辨证方法；用药轻灵，注重顾护脾胃；继承马氏喉科经验，擅长治疗喉痧。丁甘仁倡导中西医结合，创办上海中医专门学校等，培养了大批中医人才，程门雪、黄文东、王一仁、张伯臾、秦伯未、许半龙、章次公等均为其学生。

秦伯未，上海陈行人，世出名门，中医世家。祖父秦笛樵善诗词古文，兼通医学。父亲秦锡祺、伯父秦锡田均精儒通医。秦伯未自幼受到家庭环境熏陶，酷爱中医和文学，于上海中医专门学校学习，师从丁甘仁。秦伯未常研读《黄帝内经》，重视脏腑，精于辨证；重视整体，以八纲、气血津液为本；重视病因，创立风、寒、暑、湿、燥、火、疫、痰、精、虫、食、神、气、血十四纲辨证，创建寒温统一的外感病学。秦伯未擅长治疗温病、脾胃病、肝病，在水肿、痛证、血液病、心脏病等疾病方面也颇有研究，提出发汗、利尿、逐水、燥湿、温化、理气六种治疗水肿的方法，善用膏滋方治疗内科杂病。秦伯未致力于中医教育，勤于著述，著作颇丰，其弟子有吕仁和、张炳厚、李振华等。

施今墨，浙江萧山人，京城四大名医之一。他13岁跟随舅父李可亭学医，曾追随黄兴为革命奔走。施今墨主张中西医结合，取长补短，致力于中医革新，强调脏腑虚损理论，重视气阴，提出糖尿病多与脾肾有关，治疗重视健脾助运、补肾滋阴的学术思想；创立以阴阳为总纲，表里、虚实、寒热、气血为八纲的十纲辨证；善用药对。施今墨擅长治疗肺病、心脏病、妇科病、脾胃病等。

祝谌予，北京人，师从其岳父施今墨，后东渡日本，于金泽医科大学学习西医。他倡导中西医结合，强调辨证论治，重视脾肾固本，擅长治疗脾胃病、妇科病、糖尿病等，开创"活血化瘀"治疗糖尿病新思路。

吕仁和教授遵从师训，崇尚《黄帝内经》，结合临床实际，提出了糖尿病分期辨证思想、糖尿病微血管并发症"微型癥瘕"病理学说与化结消癥治法、糖尿病及其并发症"二五八"防治方案、"六对论治"辨证论治方法、糖尿病患者自我调整的"三自如意表"、慢性肾炎分期辨证方案和慢性肾衰分期辨证方案。吕仁和教授重视中医教育，培养了大批中医药优秀人才（图7-1）。

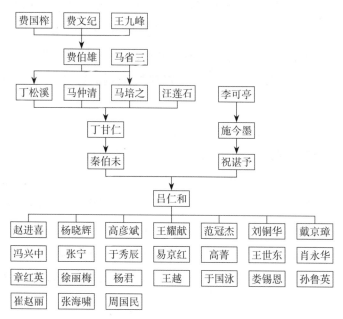

图7-1　吕仁和师承源流图

他总结经验，勤于著述，指导学生发表了《糖尿病肾病分期辨治568例临床分析》等文章266篇，编写了《糖尿病及其并发症中西医诊治学》（第1版、第2版）等学术专著9部。吕仁和教授重视科研，曾先后主持国家科技部"七五""九五""十五"国家科技攻关计划项目等部局级以上科研课题9项，获得部级科技进步二等奖5项、三等奖2项。

四、主要学术思想特点

（一）肾病方面主要学术思想

1. 研读经典，指导临床

吕仁和教授率先倡导将《黄帝内经》中"肾风""肾热""关格"等病名应用于临床。"肾风"相当于肾小球肾炎，"肾风"出现发热，病情加重时病名则变成"风水"（急性肾风），"风水"一年未愈，迁延为慢性肾风，即慢性肾炎。"肾热"类似肾盂肾炎，"关格"是肾脏严重受损的疾病，类似肾功能不全。

2. 肾风"从风论治"

肾风指因禀赋不足、年老体虚、劳累过度、气机阻滞等原因导致肾脏亏虚，外受风邪，损伤肾体，肾用失司，发为水肿、尿血、尿浊、眩晕、腰痛，相当于肾小球肾炎。风邪是肾风发病的重要致病因素，常夹热、寒、湿邪侵袭肾脏，日久酿热成毒。肾脏是排毒器官，易受热毒的损伤。急性肾风以表实为主，治疗注重祛风达邪；慢性肾风虚实夹杂，治疗上祛邪的同时要注意补益肾气。

吕仁和教授善用药对治疗肾风：荆芥（荆芥炭）、防风辛温散风；炒栀子、蝉蜕辛凉祛风；金银花、连翘清热疏风；秦艽、威灵仙祛风除湿；"治风先治血，血行风自灭"，川芎、丹参活血灭风；白鲜皮、地肤子祛风解毒；地龙、全蝎搜风通络。

3. 肾络微型癥瘕学说

吕仁和教授以络病理论和癥瘕学说为理论依据，结合现代肾脏病理学研究，提出糖尿病微血管并发症的"肾络微型癥瘕"学说。人体正气亏虚，邪气内着，气滞、血瘀、毒留结为癥瘕，聚积于肾络，损伤肾体，肾用失司，导致各种肾脏疾病的发生。消癥散结是其治疗大法，虫蚁类、辛香通络类药物常被选用。

络脉与气血关系密切，络脉中的气血是癥瘕形成的基础，"中焦出气如露，上注溪谷，而渗孙脉，津液和调，变化而赤为血，血和则孙脉先满溢，乃注于络脉，络脉皆盈，乃注于经脉"。吕仁和教授认为气血不足，运行乏力，易生气滞、瘀血、痰浊。络脉气血不足，易感邪气，病邪入里，病理产物胶结不解，促进肾络癥瘕的形成，故消癥散结的同时需配合益气养血、活血通络类药物。

4. 分期论治慢性肾脏病

吕仁和教授认为慢性肾脏病患者多先天不足，肾气亏虚。以风邪为主的外邪侵袭机体，营卫失和，邪气入络，络脉瘀阻形成微型癥瘕。肾虚不能固摄，精微外泄，产生蛋白尿、血尿，肾气不足，水湿不化，导致水肿。根据慢性疾病虚、损、劳、衰的发病规律，吕仁和教授把慢性肾脏病分为虚损（早期）、虚劳（中期）、虚衰（晚期）三期。久虚不复受损为虚损，肾气亏虚，风邪热毒伤肾，形成微型癥瘕；久损不复成虚劳，肾气益虚，气滞痰瘀互结，形成小型癥瘕；久劳不复为虚衰，肾气亏耗，气滞痰瘀蕴结成毒，形成中小型癥瘕及大型癥瘕。

5. 六对论治

六对论治是吕仁和教授诊治疾病常用的六种方法，是整体观和辨证论治思想的具体化，是基于临床应用的辨证论治的发展和延伸。包括对病论治、对病辨证论治、对病分期辨证论治、对症论治、对症辨证论治和对症辨病与辨证相结合论治。

（1）对病论治

对病论治是较高层次的论治，主要针对病因或病机治疗，适用于病因、病机比较明确且具有良好疗效治法的疾病。

（2）对病辨证论治

对病辨证论治适用于一般疾病的治疗，把疾病辨证分型分证候，按照不同的证型和证候论治。以慢性肾炎为例，脾肾气阳两虚型用益气固肾汤、肝肾气阴两虚型用养阴固肾汤、肾阴阳俱虚用调补肾元汤。

（3）对病分期辨证论治

对病分期辨证论治适用于慢性、复杂性疾病。以现代理化检查指标为分期依据，明确疾病的阶段，采取中医四诊合参方式进行辨治。如慢性肾衰竭分期辨证论治，临床常分为四期四型十证候：四期以肾小球滤过率、血肌酐为标准，分为慢性肾功能不全代偿期、慢性肾功能不全失代偿期、肾功能衰竭期和尿毒症期；四型是在辨证论治的指导下分为脾肾气血阳虚型、脾肾气血阴虚型、肝肾气血阴虚型和气血阴阳俱虚型四种本虚之证；十证候是指肝郁气滞、血脉瘀阻、湿热阻滞、痰湿不化、外感热毒、胃肠结滞、浊毒伤血、水凌心肺、肝风内动、毒入心包十种实证表现。

（4）对症论治

对症论治即针对某一症状，用一种快速、有效的方式迅速缓解或消除症状的方法。如用云南白药、三七粉止血，用猪苓、茯苓、泽泻、泽兰、车前子利尿消肿，用四逆散加茵陈蒿、金钱草、石韦治疗尿频、尿急、尿痛，用橘核、荔枝核治疗排尿不畅。

（5）对症辨证论治

对症辨证论治为最常用的治疗方式，对不易解除的复杂症状或是尚无有效对症论治的症状采取一定的治疗方法。

（6）对症辨病与辨证相结合论治

不同疾病可以出现相同的证候或症状，因此，治疗时对症辨病尤为重要。复杂的症状需要辨病与辨证相结合，甚至在辨病的过程中需要再对病进行分期。以血尿为例，狼疮性肾炎、紫癜性肾损害、IgA 肾病、急性肾盂肾炎等都会出现血尿的症状，疾病不同，对血尿的预后不同，在没有成熟的对病论治的方法之前，需要按照中医辨证论治，依法处方选药治疗。狼疮性肾炎的血尿多为热毒内蕴，气阴两伤；紫癜性血尿多为风热入血，伤及肾络；IgA 肾病血尿多属风寒化热，气阴两伤；急性肾盂肾炎血尿多为肾中蕴热，化毒伤络。

（二）擅长治疗的肾脏疾病

1. 肾风（肾小球肾炎）

（1）急性肾风／风水（急性肾小球肾炎）

急性肾风发病主要是风邪夹寒、热、湿等邪气乘肾虚侵犯人体，病位在肾，可累及肝、脾、肺、心，症状表现为浮肿、血尿、蛋白尿、高血压等。本病分为四类证型：①风热化毒证：

治以清热解毒，活血疏风，方用清解养肾汤（银花、连翘、黄芩、野菊花、玄参、地龙、赤芍、蝉衣、猪苓等），病情缓解后服六味地黄丸合复方丹参片调养3～6个月。②风寒化热证：治以疏风散寒，清热利水，方用疏散清肾汤（麻黄、蝉蜕、桂枝、银花、连翘、黄芩、赤小豆、猪苓、山楂），缓解后服六味地黄丸。③风寒夹湿证：治以疏风散寒，健脾利湿，方用疏利益肾汤（麻黄、桂枝、防风、白术、茯苓、猪苓、泽泻、陈皮、半夏、车前子），缓解后服人参健脾丸配金匮肾气丸或六味地黄丸。④风热夹湿证：治以清解化湿，祛风活络，方用清化通肾汤（银花、连翘、黄芩、藿香、佩兰、厚朴、猪苓、茯苓、泽泻、羌活、独活、鸡血藤等），病情缓解后服人参健脾丸配六味地黄丸调养。

（2）急进性肾风

本病类似急性肾风，但病情更重，以少尿和肾功能进行性衰竭为主要表现。多素体肾阴亏虚，复感外邪，表现为肝肾阴虚阳亢症状，治以祛风清热，滋阴平肝，选用平肝滋阴汤，药用羚羊角、钩藤、地龙、石决明、玄参、生地黄、赤芍、白芍、牛膝等。

（3）隐匿性肾风

隐匿性肾风是指无症状的血尿、蛋白尿或反复发作的血尿，肾功能正常。治疗上分三期论治：①虚损期：治以祛风清热，活血解毒，多选用四妙丸、三仁汤加清热解毒、祛风化湿的药物，常用黄柏、薏苡仁、苍术、川牛膝、当归、川芎、荆芥、防风、蝉衣、银花、连翘、白花蛇舌草、猪苓等药物。②虚劳期：此期多会出现脏器虚损，治疗上强调护肾，通活冲任督带四脉，常用二至丸合水陆二仙丹、六味地黄丸、左归丸、右归丸加活血化瘀类药物。③虚衰期：此期五脏俱损，尤以心脏为重，治疗强调对心肾的保护，常用药物可在虚劳期的基础上加用太子参、五味子、麦冬、丹参、车前子、泽泻、泽兰等。

（4）慢性肾风

慢性肾风即慢性肾小球肾炎，病机为肾元虚损，气血亏耗，浊毒内停。肾体受损，肾用失司，肾脏主水、藏精功能减弱，出现水肿、蛋白尿、血尿等症状。其病位在肾，累及肝脾。慢性肾风以血肌酐 177μmol/L 为界，分为前后两期。

前期可分为"三型五候"辨治。脾肾气阳两虚、肝肾气阴两虚、肾阴阳俱虚三型为本虚：①脾肾气阳两虚型治疗可选用济生肾气丸、四君子汤合水陆二仙丹、益气固肾汤（黄芪、芡实、金樱子、猪苓、石韦、山楂、川芎）；②肝肾气阴两虚选用六味地黄丸、四君子汤合二至丸、养阴固肾汤（生地黄、白芍、女贞子、旱莲草、黄柏、丹皮、石韦、地龙、猪苓）；③肾阴阳俱虚早服八味地黄丸，晚服六味地黄丸，用四君子汤送服，或选用调补肾元汤（杜仲、川断、枸杞、白芍、淫羊藿、丹参、山楂、猪苓）。五候是指肝郁气滞、血脉瘀阻、湿热阻滞、痰湿不化、外感热毒五种实证表现：①肝郁气滞者用加味逍遥丸合四逆散；②血脉瘀滞者用桂枝茯苓丸合三七丹参片；③湿热阻滞者用平胃散合茵陈五苓散加减；④痰湿不化者用补中益气丸；⑤外感热毒用麻杏石甘汤合三黄泻心汤加减。

慢性肾风后期即肾功能衰竭期，分"五期三型九候"。按血肌酐的水平分五期。一期：血肌酐 ≥ 177μmol/L；二期：血肌酐 ≥ 221μmol/L；三期：血肌酐 ≥ 442μmol/L；四期：血肌酐 ≥ 707μmol/L；五期：血肌酐 ≥ 1061μmol/L。三型：①气血阴虚，浊毒内停型：用六味地黄丸、八珍汤、调胃承气汤加减；②气血阳虚，浊毒内停型：用济生肾气丸、八珍汤、温脾汤加减；③气血阴阳俱虚，浊毒内停型：用右归丸、人参养荣汤、调胃承气汤等加减。九候在前期四候基础上增加了胃肠结滞、浊毒伤血、水凌心肺、肝风内动和毒犯心包五候：①胃肠结滞者用大柴胡汤加减；②浊毒伤血者用犀角地黄汤合三七粉加减；③水凌心肺者用生脉散合葶苈大枣泻肺汤加减；④肝风内动者用天麻钩藤饮加减；⑤毒犯心包者用西洋参煎汤，送服至宝丹治疗。

2. 肾热（肾盂肾炎）

吕仁和教授认为肾热病的病机是肾元亏虚，热邪侵袭，包括热毒、湿热、郁热。其症状表现为发热、腰痛，或兼有尿路刺激症状，相当于肾盂肾炎。本病初期以实热证为主，清热、祛湿、解郁为治疗大法。热毒重者治以清热解毒，凉血止血，方选解毒清肾汤（小蓟、银花、连翘、黄芩、黄柏、山栀、生地黄、丹皮、蒲黄、藕节、石韦）、黄连解毒汤或大金花丸加减；湿热偏盛治以清热化湿，通利二便，方选除湿清肾汤（黄芩、山栀、木通、地丁、土茯苓、生地榆、陈皮、半夏、石韦、生大黄）、八正散、导赤散加减；郁热伤肾治以解郁清热，通利二便，方选解郁清肾汤（柴胡、黄芩、枳实、大黄、白芍、厚朴、半夏、生姜、山栀、木通、石韦）、四逆散合八正散加减。

肾热病久，热邪留恋不解，肾元亏虚，累及肝脾，可出现如气郁、血瘀、痰饮等证候，称为慢肾热，即慢性肾盂肾炎，常表现出小便淋沥不尽、遇劳即发、腰膝酸软、神疲乏力等劳淋症状，治疗时须标本兼顾，祛邪益肾。肝肾气阴两虚证，治以益气养阴，清热凉血，方选养阴清肾汤（太子参、玄参、生地黄、大蓟、小蓟、黄芩、石韦）、知柏地黄丸、滋肾通关丸；

脾肾气阳两虚者，治以益气健脾，补肾清热，方选益气清肾汤（生黄芪、当归、芡实、川断、木香、车前子、土茯苓、红花、丹皮、白果）、四君子汤、参苓白术散加减；肾阴阳两虚者，治以调补阴阳，佐以清热，方选调补清肾汤（桂枝、附子、生地黄、熟地黄、枸杞、地榆、石韦、土茯苓、黄柏）、金匮肾气丸等加减。

3. 消渴病肾病（糖尿病肾病）

吕仁和教授认为糖尿病肾病因糖尿病治不得法，气阴两虚，加之素体肾元亏损，痰、热、郁、瘀，聚积肾络，形成微小癥瘕，肾体受损，肾用失司，出现水肿、胀满、尿浊甚至关格等临床表现。本病病位在肾，可逐渐累及肝、脾、肺、心等脏腑。疾病初期，病位在肝肾，表现为气阴两虚，络脉瘀结；疾病日久，阴损及阳，脾肾虚衰，水湿内停；病变后期，肾体劳衰，肾用失司，浊毒内停，五脏受损，气血阴阳俱衰，三焦受阻，升降失常，气机逆乱，发为关格。

吕仁和教授按照尿蛋白排泄率、血肌酐等理化指标，将糖尿病肾病分为三期九度。其中糖尿病肾病早期按中医分型辨证分为四型五候。四型：①肝肾气阴两虚型，治以益气养阴，兼补肝脾，佐以清热，选用益气养阴汤（黄精、生地黄、山萸肉、旱莲草、女贞子、枳壳、枳实、黄连、生首乌、牛膝）送服杞菊地黄丸或石斛夜光丸；②肺肾阴虚（肺肾气阴两虚）型，治以益气养阴，滋补肺肾，少佐清热，选用补养肺肾方（沙参、麦冬、玄参、生地黄、山萸肉、地骨皮、黄连、枳实、丹皮、丹参等）送服麦味地黄丸；③肾阴阳虚（肝脾肾气阴阳俱虚）型，治以调补阴阳，方选调补阴阳汤（党参、当归、生地黄、金樱子、芡实、旱莲草、女贞子、黄连）送服金匮肾气丸；

④肾气阳虚（脾肾气阳虚）型，治以益气健脾，助阳补肾，方选健脾补肾汤（黄芪、苍术、猪苓、木香、黄连、陈皮、半夏、砂仁、厚朴、金樱子）送服济生肾气丸。五候指五种证候：①血脉瘀阻加丹参、三七、川芎；②饮停胃脘加桂枝、茯苓、白术、泽泻；③湿热中阻加平胃散合茵陈蒿汤，下注用四妙丸加狗脊、川断、大黄、木瓜；④肝郁气滞用四逆散合加味逍遥丸；⑤外感热毒选用银翘解毒散。

糖尿病肾病中期分五型八候。五型包括：①气血阴虚，浊毒内停：治以滋阴降浊，益气养血，选用八珍汤合调胃承气汤加减；②气血阳虚，浊毒内停：治以益气养血，助阳降浊，选用当归补血汤、八珍汤合温脾汤加减；③肝脾肾气血阴阳俱虚，浊毒内停：治以调补气血阴阳，降浊利水，选用人参养荣汤合大承气汤加减；④肺肾气血阴阳俱虚，浊毒内停：治以调补气血阴阳，清肺益肾降浊，选用清肺益肾降浊汤（桑白皮、沙参、黄芩、麦冬、五味子、当归、陈皮、桃仁、熟大黄、冬虫夏草）；⑤心肾气血阴阳俱虚，浊毒内停：治以益气养心，活血降浊，选用养心益肾降浊汤（太子参、当归、麦冬、五味子、丹参、川芎、泽泻、葶苈子、大枣）。八候在早期五候的基础上增加了三候：①浊毒伤血：治以解毒活血，凉血止血，选用广角地黄汤送服三七粉；②肝胃热结：治以和解肝胃，缓泻结滞，选用大柴胡汤；③血虚生风：治以养血活血息风，选用当归补血汤合四物汤。

糖尿病肾病晚期辨证分型基本与中期相同，但病情更重，可能会出现浊毒伤神、浊毒伤心等危重症表现，浊毒伤神可加人参、珍珠粉、大黄、菖蒲、远志，浊毒伤心可加人参、麦冬、五味子、丹参、川芎、葶苈子等。

4. 慢关格（慢性肾功能不全）

吕仁和教授认为慢关格是由于先天禀赋不足，肾脏亏虚或各种病因损害肾脏，肾用失司，水湿、瘀血、浊毒内停，壅塞三焦，累及五脏，耗伤气血，出现乏力、纳差、厌食、呕吐、眩晕、少尿等为主要表现的症候群。"关"指无尿，或浊毒不能外泄，"格"指呕吐，或因湿、瘀、毒导致气机逆乱。其病位在肾，可累及心、肝、脾。本病属本虚标实之证，肾虚为本，水湿、瘀血、浊毒为标，根据病情轻重缓急的不同，标本治疗有所侧重。治本包括培补肾元、补养气血、滋阴、温阳，治标包括化湿泄浊、活血利水、化瘀通脉等治法。吕仁和教授提出慢关格"五期三型九候"的分期分型辨证论治，具体论述同上文慢性肾风后期，在此不作赘述。

5. 肾病综合征

肾病综合征是一组以水肿、蛋白尿、低白蛋白血症、高脂血症为主要表现的临床综合征，属中医"水肿""肾水"的范畴。吕仁和教授认为本病病机为正气不足，邪气乘虚侵袭肾脏，肾阴阳失调，水湿不化，热毒瘀结于肾。"肾本虚"是发病的主要原因，"肾络癥瘕"是疾病进展的关键。本病病位在肾，可累及肺脾。清热解毒，活血凉血，通经活络是本病的基本治法。吕仁和教授的中药"三段加减法"配合西医激素治疗本病疗效优于单纯使用西药治疗。第一段，激素治疗后出现副作用，表现为阴虚、热毒、瘀血三种证候，治以清热解毒，养阴活血，选用清养利肾汤（银花、连翘、黄芩、细生地、玄参、赤芍、白芍、炙甘草、丹参、石韦）；第二段，病情缓解，激素撤退期出现脾肾气虚、血脉瘀滞的证候表现，治以益气活血，健脾补肾，方选健脾补肾汤（黄芪、当归、芡实、金樱子、淫羊藿、猪苓、石韦、萹蓄、山栀）或补血二丹汤（黄芪、当归、丹参、丹皮、赤芍）；第三段，病情基本稳定，出现脾肾两虚证候表现，治以益气健脾补肾，可晨服人参健脾丸，夜服六味地黄丸。肾病综合征患者有不同程度的气虚、血瘀表现，针对肾病综合征患者高凝状态，用药时要注意选用丹参、丹皮、川芎、当归、桃仁、红花等活血化瘀类药物。羌活祛风利水，益智仁补肾固摄，两药配伍，一散一补，理气通络化痰，是吕仁和教授调理肾脏，治疗和缓解肾病综合征激素治疗副作用的常用药对。

6. 痛风肾病

痛风肾病是在高尿酸血症基础上的肾损害。吕仁和教授将痛风肾病分期辨证分为高尿酸血症期、肾功能代偿期、肾功能失代偿和尿毒症期三期，每一期又分四型。高尿酸血症期没有明显临床症状，多表现为理化指标的异常，此期是治疗的最佳时期，分为四型：①肝郁气滞型：治以疏肝解郁，常用柴胡、白芍、枳实、丹皮、山栀、当归、白术、厚朴、茯苓、熟大黄、茵陈；②阴虚肝旺型：治以养阴柔肝，行气泄浊，常用生地黄、玄参、白芍、赤芍、麦冬、枳壳、枳实、女贞子、牛膝、茵陈、夏枯草、地龙；③痰湿困脾型：治以燥湿化痰，运脾利湿，常用陈皮、半夏、苍术、白术、茯苓、猪苓、枳壳、枳实、槟榔、生薏苡仁、藿香、佩兰、生山药；④气阴两虚，湿热下注型：治以益气养阴，清利湿热，可选用黄芪、太子参、黄精、麦冬、知母、女贞子、墨旱莲、苍术、黄柏、生薏苡仁、牛膝等药物。

肾功能代偿期出现蛋白尿、血尿，血肌酐正常或轻度异常，同样分四型：①肝胆湿热型：治以清泄肝胆，利下焦湿热，可选用龙胆草、黄芩、山栀、泽泻、车前子、当归、生地黄、柴胡、甘草、茵陈、大黄；②肝肾阴虚，瘀血内阻型：治以滋补肝肾，活血化瘀，常用山萸肉、山药、熟地黄、丹皮、茯苓、猪苓、泽泻、丹参、当归、赤芍、白芍、牛膝；③脾肾阳虚，水湿下注型：治以健脾补肾，温阳利水，常用炙黄芪、党参、炒山药、炒薏苡仁、苍术、猪苓、当归、芡实、金樱子、桂枝；④阴阳俱虚型：治以调补阴阳，常用熟地黄、山萸肉、山药、猪苓、丹皮、泽泻、金樱子、芡实、桂枝、附子、鹿角胶、龟甲胶等药物。

肾功能失代偿和尿毒症期三期表现为水肿、高血压、血肌酐明显升高，病情较为严重，依旧分四型论治：①气血阴虚，浊毒内留型：治以益气养血，滋阴降浊，常用太子参、白术、猪苓、生地黄、白芍、当归、川芎、山萸肉、山药、牛膝、熟大黄；②气血阳虚，浊毒内留型：治以益气养血，助阳降浊，常用生黄芪、当归、红参、猪苓、赤芍、川芎、苍术、厚朴、附子、熟大黄；③阴阳俱虚，浊毒内留型：治以调补气血阴阳，降浊利水，常用党参、当归、丹参、川芎、墨旱莲、女贞子、金樱子、芡实、熟大黄、附子、泽泻、猪苓；④心肾气虚，浊毒内留型：治以益气养心，活血降浊，常用太子参、麦冬、五味子、当归、川芎、丹参、泽泻、桑白皮、葶苈子、熟大黄、大枣等药物。

痛风肾病常伴发关节红肿、疼痛，吕仁和教授针对关节并发症进行辨证论治。急性关节炎常见两型：①风湿热毒，阻滞经络型：治以祛风除湿，清热通络，选用石膏、知母、桂枝、赤芍、白芍、银花藤、海桐皮、甘草；②湿热下注，络脉瘀阻型：治以清热利湿，化瘀通络，常用苍术、黄柏、薏苡仁、银花藤、牛膝、土茯苓、萆薢、晚蚕沙。慢性关节炎亦有两型：①肝肾亏虚，浊瘀阻络型：治以补益肝肾，化浊祛瘀，选用狗脊、续断、牛膝、木瓜、杜仲、丹参、赤芍、地龙、水蛭、土茯苓；②脾肾阳虚，寒湿瘀滞型：治以温补脾肾，祛湿化瘀，选用党参、黄芪、肉桂、制川乌、制草乌、细辛、当归、赤芍、威灵仙、猪苓。

7. 过敏性紫癜性肾炎

吕仁和教授认为过敏性紫癜性肾炎病机为外感风邪，入里化热，伤及血络，或外感风湿，内生痰湿停聚，日久化瘀成毒。病机关键在于风、热、湿、瘀、毒。症状表现为皮肤紫癜、关节肿痛、腹痛、便血、血尿、蛋白尿等。吕仁和教授结合多年临床经验，认为对本病进行分期辨证论治较传统辨证论治更能贴合疾病发展的特点，以皮肤紫癜为分期标志，可分为急性期和单纯肾损害期。急性期又称紫癜发生期，主要表现为皮肤紫癜，属中医"血证"，病机以风、热、瘀为重，治疗重视清热凉血止血，分为两型：①风热夹瘀型：治宜祛风清热，凉血散瘀，常选用荆芥炭、防风、炒栀子、蝉衣、白花蛇舌草、猪苓、丹皮、丹参、茜草、紫草等，若紫癜密布，色鲜红可用犀角地黄汤加减；②湿热夹风夹瘀型：治以清热利湿，活血祛风，可用三妙丸加减。单纯肾损害期又称紫癜消退后期，此期主要表现为水肿、血尿、蛋白尿等肾脏损伤症状，病机以风、虚、瘀为重，治疗在扶正的同时加以活血祛风，此期分为三型：①脾肾两虚，夹风夹瘀型：治以健脾补肾，活血祛风，常用生黄芪、当归、猪苓、茯苓、芡实、金樱子、炒山药、丹皮、丹参、白花蛇舌草、土牛膝、茵陈、防风，水肿日久不消夹瘀者可合用桃红四物汤；②肝肾阴虚，夹风夹瘀型：治以滋阴补肾，活血祛风，可选用二至丸合桃红四物汤加减；③气阴两虚，夹风夹瘀型：治以益气养阴，活血祛风，可选用四君子汤合二至丸加减，气虚甚者选用归脾汤，阴虚甚者选用知柏地黄丸合茜根散。

8.IgA 肾病

吕仁和教授认为 IgA 肾病病机为风毒之邪侵袭肺卫，日久不解，下传膀胱，损伤肾络，迫血妄行或肾失封藏出现血尿或蛋白尿。本病属本虚标实之证，疾病急性发作期以风邪为主，可兼寒、湿、热、热毒，慢性期以脾肾亏虚为主。肾功能正常期基本方由荆芥炭、防风、炒栀子、蝉衣、金银花、连翘、黄芩、猪苓、茜草、紫草、仙鹤草、三七粉组成。肾功能异常时可在基础方的基础上加用西洋参 1g，冬虫夏草 0.5g，西红花0.5g 另煎兑服。

9.肾性血尿

血尿为多种疾病常见症状之一，病机多为热迫血伤络，其热包括阴虚、郁热、湿热、毒热，亦或气虚不摄，血溢脉外。疾病初期，实热证为多，病久气血不足，脾肾气虚不固。吕仁和教授将肾性血尿归为十类：①风热伤肺，移损肾络型：治以疏风清热，凉血止血，药用桑叶、蝉衣、金银花、连翘、黄芩、丹皮、生蒲黄、赤芍、野菊花、小蓟、白茅根；②风寒化热，伤及肾络型：治以疏风散寒，清热止血，药用荆芥、蝉衣、马勃、前胡、猪苓、桑枝、防风炭、三七粉；③阴虚火旺，灼伤肾络型：治以滋阴降火，凉血止血，选用生地黄、玄参、麦冬、丹皮、炒栀子、黄芩、大黄、青黛、龙胆草；④湿热下注型：伤肾治以清热利湿解毒，药用炒山栀子、白花蛇舌草、生甘草、大黄炭、生大黄、生薏苡仁、槐花、白鲜皮、车前子等，或选用三仁汤加减，湿热证伴有砂石，腰腹拘急疼痛者选用石韦、金钱草、萹蓄、车前草、白芍、海金沙、鸡内金、甘草梢、大黄等药物清热利湿，化石止血；⑤气滞血瘀，脉络受损型：

治以行滞化瘀，养血止血，选用桃仁、红花、牛膝、当归、枳壳、柴胡、生地黄、川芎、赤芍、甘草；⑥血瘀更甚，郁瘀化毒，肾络受损型：治以疏郁活血，泻火解毒，选用柴胡、枳壳、枳实、赤芍、白芍、白花蛇舌草、半边莲、石韦、猪苓、生甘草、云南白药；⑦热毒内盛，灼伤肾络型：治以清热解毒，凉血止血，药用金银花、连翘、石韦、生地榆、黄芩、黄柏、生大黄、丹皮、生甘草梢；⑧心火移肾，脉络受伤型：治以滋阴养血，清热泻火，选用细生地、白茅根、小蓟、山萸肉、丹参、车前草、麦冬、竹叶、黄连等；⑨疾病后期脾不统血，气虚失摄型：治以补气摄血，养血止血，选用黄芪、太子参、当归、熟地黄、红花炭、柴胡、陈皮、升麻炭、三七粉；⑩肾气不固，血溢脉外型：治以补肾固摄，益气止血，选用黄精、芡实、金樱子、桑螵蛸、党参、旱莲草、生地炭、三七粉。

（三）糖尿病方面学术思想

1. 糖尿病分期论治

吕仁和教授依据《黄帝内经》对"脾瘅""消渴""消瘅"的论述把糖尿病分为脾瘅期、消渴期、消瘅期。脾瘅期即糖尿病前期，表现为口甘、肥胖，无明显糖尿病的症状，分阴虚肝旺、阴虚阳亢、气阴两虚三型。消渴期即糖尿病期，此时血糖、糖化血红蛋白升高，达到糖尿病诊断标准，可出现多饮、多食、疲倦乏力等症状，分阴虚燥热、肺胃实热、湿热困脾、肝郁化热、肺热化毒、气阴两伤、经脉失养七型。消瘅期即糖尿病并发症期，出现一个或一个以上的糖尿病并发症，分气阴两虚、经脉不和，痰瘀互结、阴损及阳，气血阴阳俱虚、痰湿瘀郁互结三型。

2. 糖尿病"微型癥瘕"理论

吕仁和教授继承祝谌予活血化瘀法治疗糖尿病的经验，提出糖尿病微血管并发症"微型癥瘕"形成理论，认为糖尿病微血管并发症的发生实质上是消渴病久治不愈，久病入络，伤阴耗气，痰郁热瘀互相胶结于络脉，形成络脉的微型癥瘕病变，络脉遍布周身，故可导致多种并发症的出现。从现代病理表现上看，糖尿病视网膜病变、糖尿病肾病最能体现该理论。治疗方面，吕仁和教授重视散结消癥，常用莪术、卫矛、大黄、夏枯草、山楂、水蛭、土鳖虫、海藻、昆布、牡蛎等药物活血化瘀，化痰散结。

3. 糖尿病三件宝

糖尿病及并发症防治"二五八"方案："二"指健康、长寿两个治疗目标；"五"指血糖、血脂、血压、体重、症状五项观察指标；"八"指八项治疗措施，包括饮食、运动、心理治疗三项基本措施和口服降糖药、口服中药、胰岛素治疗、针灸按摩、中国传统气功五项选择措施。

"六对论治"辨证论治方法：前文已经论述，在此不作赘述。

"三自如意表"：为加强患者糖尿病教育，帮助患者积极控制血糖，调动患者自我调整的积极性，吕仁和教授提出"三自如意表"：自查血糖，监测指标；自找影响疗效的原因；依据找到的原因，进行自我调整。

4. 糖尿病并发症治疗

糖尿病周围神经病变：吕教授认为本病病机为糖尿病治不得法，气阴两伤，络脉瘀阻，筋肉失养。治疗重视益气养阴，通经活络，兼顾脾胃，方用自拟通络止消方，选用太子参、黄精、狗脊、川断、桑寄生、川牛膝、卫矛、刺猬皮、蜈蚣、土鳖虫。

糖尿病胃肠自主神经病变：吕教授认为本病为消渴日久，中气不足，脾升胃降生理功能失常，气郁、痰湿、瘀血、食积、热结互结，更伤脾胃。

糖尿病心脏病：吕教授认为本病的基本病机是气阴两虚，痰瘀互结，心脉痹阻。分期辨证为两期四型七候。早期主要是心脏自主神经病变和心肌、心内微血管病变，晚期出现了心脏大血管病变。四型为阴虚燥热、心神不宁，心气阴虚，心气阳虚，心阴阳两虚。七候是肝郁气滞、血脉瘀阻、湿热内停、热毒侵袭、痰浊中阻、水饮内停、阴寒凝结。

（四）继承人对其思想的发挥

1. 赵进喜

赵进喜继承了吕仁和教授分期辨证糖尿病肾病的学术思想，崇仲景而师百家，提出化瘀散结全程干预糖尿病肾病方案，早期重视益气化瘀散结治法，晚期重视和胃泄浊解毒治法。临床倡导辨体质、辨病、辨证"三位一体"的诊疗模式，强调"辨方证，选效药"，"效药"既包括针对疾病及其相关指标的效药，如糖尿病肾病合并高尿酸血症用虎杖、金钱草、萆薢、土茯苓等，还包括针对症状的效药，如咽痒咳嗽加薄荷、钩藤、桔梗、甘草等。对糖尿病肾病晚期肾功能不全的治疗，以保护肾功能为中心，重视益气活血，补肾培元，泄浊解毒，药物常用生黄芪、当归、川芎、丹参、牛蒡子、穿山龙、土茯苓、萆薢、石韦、蝉衣、僵蚕、姜黄、大黄等。糖尿病肾病晚期肾元虚衰，单纯补肾往往难以取得良好疗效，故赵进喜临床更强调健脾和胃，肾为先天之本，脾胃为后天之本，补后天可以养先天，药物常用炒麦芽、苏叶、黄连、炒白术等。考虑到正邪关系，同时也非常重视选用大黄等泄浊解毒，即所谓"护胃气即所以护肾元""泄浊毒即所以保肾元"。赵进喜基于糖尿病肾病炎症、免疫损伤机制与中医学风邪致病相关理论，提出糖尿病肾病从风论治，主张糖尿病肾病在强调益气养阴、化瘀散结的同时，重视祛风通络治法，药物常用牛蒡子、穿山龙、青风藤、海风藤、蝉衣、僵蚕等，临床取得了较好疗效。

2．王耀献

王耀献继承了吕仁和教授"肾络微型癥瘕"的学术思想，并在此基础上提出肾络微型癥瘕三态论。

功能态：患者没有明显临床症状和肾脏病理改变，常见于某些具有家族聚集性肾脏病未发病时或某些肾脏病早期。治疗重视祛邪，辅以扶正，散风、清热、解毒、化湿、祛痰等为常用治法。

聚散消长态：功能态时未予重视或治疗不当，处于痰、瘀、毒等病理产物形成与消散的动态变化时期，肾脏出现病理改变，但未到肾衰竭的程度。此时病已入络，正气虽虚，但仍有抗邪能力，治疗侧重通络，常用虫类药入络搜邪，藤类药辛香通络。

癥瘕形成态：患者肾衰竭逐渐加重，正气不足，病理产物的形成大于消散速度，肾络微型癥瘕形成，病理表现为局灶性阶段性肾小球硬化，治疗应注意活血化瘀，通络解毒。

他还继承了吕仁和教授重视脾胃的学术理念，认为肾脏疾病与肝脾密切相关，提出肝脾同治的肾脏病治疗原则，并重视胃气的通降。王耀献依据"咽肾相关"理论提出清上固下法治疗肾脏病，是在吕仁和教授从风论治肾小球肾炎基础上的发挥。

清上主要是用清热解毒、养阴生津的药物代茶饮，固下方式多样，或和解聚散，或益阳固精，改善肾脏状态，阻止精微外泄。

3. 高彦彬

高彦彬继承了吕仁和教授糖尿病并发症"微型癥瘕"形成的学术观点，结合络病理论，提出糖尿病并发症发生的基础是"络脉瘀阻"，治疗以通为用，化瘀通络是基本治法，考虑到糖尿病并发症的慢性病程，治疗须兼顾补虚。他认为糖尿病肾病的病机演变特点：①初期病在肝肾，气阴两虚，肾络瘀滞为主，治以益气养阴，滋肾通络，用生脉散加减活血化瘀药物；②中期脾肾两虚，肾络瘀阻为主，治以健脾益气，固肾通络，可选用水陆二仙丹加减；③疾病末期气血阴阳衰败，肾络瘀结，浊毒内停，五脏受损，治以益气养血，调补阴阳，化瘀泄浊通络，用当归补血汤合金匮肾气丸加减。

五、主要著作

(一)《糖尿病及其并发症中西医诊治学》(第 1 版、第 2 版、第 3 版)

本书对糖尿病的发病机制，糖尿病前期、糖尿病期、糖尿病并发症期、糖尿病合并症等分别进行了论述，并附有糖尿病及其并发症的多种诊疗指南。本书介绍了糖尿病及其并发症的病理研究、新进展，糖尿病治疗的新方法等；阐述了中医治疗在糖尿病及其并发症中的重要作用。全书注重科学性与实用性的统一，内容翔实，简明扼要，能够反映糖尿病学科发展的动态和中西医诊治糖尿病及其并发症的新进展。本书可供中西医临床工作者阅读，也可供相关专业科研人员、高等医药院校学生参考使用。

（二）《吕仁和临床经验集》

本书重点介绍了吕仁和教授在糖尿病、肾脏病和其他疑难杂症方面的中医药防治领域理论建树与临床经验，以及临床辨证思路和选方用药特色，紧密结合临床实践，有理论，有经验，有病例，有讨论，适合中西医临床工作者，尤其适合糖尿病和肾脏病学者学习，也可供中医药院校学生、研究生和普通读者阅读，对糖尿病和肾脏病患者的自我调理具有很好的指导帮助作用。

（三）《国医大师吕仁和诊疗糖尿病"二五八六三"经验》

本书配合国家中医药管理局"京津冀"一体化名老中医经验推广项目，重点供在京津冀地区建立的首都国医名师吕仁和教授传承工作室分站应用，也可供中医专科医师、中西医结合医师及中医专业大学生和中医爱好者阅读、学习。书籍旨在系统介绍名老中医吕仁和教授有关糖尿病的学术思想，包括"二五八"方案、"六对论治"、"三自如意表"、"十八段锦"等内容，按照初级、中级、高级的难易梯度编写，以满足不同层次学习者的学习要求，更好地促进吕仁和教授学术思想的传播。

第八章　张炳厚

一、概述

张炳厚（1937—　），主任医师、教授，全国名中医，首都国医名师，首批全国中医药传承博士后合作导师，全国老中医药专家学术经验继承工作指导老师。张炳厚曾任北京中医医院肾病科主任、大内科主任，北京市中医管理局副局长，北京市中医药学会第八、九届会长，现任北京市中医管理局首届仲景国医传人指导老师，第二届全国高等中医药教育教材建设指导委员会顾问及全国高等中医药教材评审委员会中医学专业教材评审委员会顾问，泰国中医药学会永远名誉主席；《北京中医药》杂志副总编、北京医师协会常务理事、中国老教授协会医药委员会常务理事。张炳厚还曾任北京同仁堂股份有限公司独立董事，北京同仁堂中医院院长、书记，现为名誉院长。

张炳厚教授毕业于北京中医学院（现北京中医药大学），衷中参西，医药双馨。他曾师从王绵之、刘渡舟、秦伯未、王文鼎、宋向元、祝谌予等中医名家，深得诸位名家真传，多有发挥。在学术上富于创新，独创"顺其性即为补、补其正即为顺"的治则，总结出补肾八法，提出中医辨证五大要点，临床擅用虫蚁之品、毒麻之剂，创制类方、新方，特别是地龟汤类方治疗肾虚诸病及各种慢性肾脏病，疗效突出。张炳厚教授已培养博士后、全国优才、海外弟子等181名，首开名老中医师承微信教育之先河，并出版专著，为中医药事业传承发展及走向国际化做出了贡献。

二、医家简介

张炳厚，男，汉族，1937年在北京市房山区出生，自少颖悟，自强不息，志在济世，1958年考入北京中医学院（现北京中医药大学）。求学中他不惧困难，遍访名师，尽得其学；不惧辛劳，义诊济贫，名噪乡里；不惧艰苦，于家为国，大医精诚。1964年一毕业，他就毅然投身到新疆生产建设兵团石河子地区医院援建工作中，白天教学，晚上在部队边巡诊边带教，针药并用，声名远扬。1979年，张炳厚调入北京中医医院，专注于慢性肾脏病、风湿免疫病、肝胆病、痛证的系统研究，历任肾病科主任、大内科主任，德艺双馨，闻名遐迩。他钻研学术一丝不苟，主持的多项课题分别获得北京市科学技术奖、国家中医药管理局中医药科学技术进步奖。他躬医善教，著书立说，其教学著作多次获奖。1980—1995年，他为日本星火株式会社医药人员教学共12年，期间赴日讲学两次，"借以岐伯仁德术，康复五洲伤病人"，其医学专著日文版由日本东洋医学临床出版社出版。他曾被载入《中华英才》《中华儿女》《名老中医之路》等书，中央电视台《中华医药》栏目赞誉张炳厚为"医林怪杰"。他的成就被国际认可，享誉海内外，1995年由联合国教科文组织委托中国作家协会和香港文库出版社编写的《当代世界名人传（中国卷）》，将张炳厚誉为"东方神医"。1995年6

月，由于在医学上的贡献和极高的个人威望，他被推举为北京市中医管理局副局长。工作期间，他兢兢业业，恪尽职守，为中医药事业发展积极献计献策，不仅推动了全国中医院纳入医保政策的实施，还开展了北京地区六家三甲中医院对口支援区县级中医院的"手拉手"工程，推动了北京地区中医工作的开展，成绩斐然。2001年，在中国科协第六次全国代表大会上，张炳厚教授被党和国家领导人接见，领导人对张炳厚的事迹表示了肯定。2003年，在抗击非典型肺炎的工作中，张炳厚作为北京市防治非典专家组成员，参与了原卫生部、国家中医药管理局组织的《传染性非典型肺炎（SARS）诊疗方案》修订工作，获得"中医药抗击非典特殊贡献奖"，被授予"北京市优秀共产党员"的荣誉称号。在突发公共事件面前，以张炳厚为核心的名老中医组成的专家队伍，面对严峻挑战，得到了吴仪副总理的肯定。2007年间，他被国家中医药管理局评为"全国老中医药专家学术经验继承工作优秀指导老师"，深受来自全国各地的学员爱戴。2010年北京市中医管理局设北京中医药"薪火传承3+3工程"张炳厚名医工作站，先后设立河南省中医院分站、北京中医药大学房山医院分站、什邡市中医医院分站。2011年国家中医药管理局设"全国名老中医药专家张炳厚传承工作室"。2013年1月，张炳厚被中国中医科学院聘为全国中医药传承博士后合作导师。2017年他被北京市中医管理局授予"首都国医名师"的称号。2022年人力资源社会保障部、卫健委、国家中医药管理局授予张炳厚"全国名中医"的称号。他诲人不倦，递薪传火，其主讲课程曾多次获得"北京中医药传承精品课程奖"。2012年以来，首都医科大学附属北京中医医院肾病科坚持每年举办"全国名老中医张炳厚教授学术思想研修班"，受到全国中医学术界一致好评。2014 年底，张炳厚考虑全国各地学生及部分海外弟子分散，不便于授课，首开名老中医药专家中医师承微信教育之先河——"张氏医门零金碎玉微信小课堂"。他不辞辛苦，于每周三上午，专门讲授其临证用药心得，本草、方剂互释，广大弟子受益匪浅，其讲授内容已由弟子整理成书，两部均已出版发行。他为中医药事业传承、发展、走向国际化做出了贡献。

三、师承源流

张炳厚师出名家，师从深厚，虽非家学，但他少年时代观乡人贫病，良医难求，遂志在济世，摒弃营谋，奋发图强。他于 1958 年考入北京中医学院，寝食研习，脱颖而出，并于 1958—1975 年遍访名师，凡数往返，精诚拜谒，曾师从王绵之、刘渡舟、秦伯未、任应秋、王文鼎、宋向元、祝谌予、蒲辅周、方药中、胡希恕等 10 余位中医大师（图 8-1），尽得其学，为己所用，多有发挥，不断创新。

张炳厚深受刘渡舟先生影响，擅用类方治疗疾病。刘渡舟先生擅用桂枝汤类方、小柴胡汤类方，辨证简洁，疗效卓著。张炳厚经过多年实践，进一步创制出更多类方、新方治疗肾虚诸病及各种慢性肾脏病，疗效突出。

在跟随胡希恕先生、赵锡武先生学习的过程中，张炳厚深入研究经方用量，此后勤于实践，撰写的《中药用量是不传之秘》获得"'首届燕京医学论坛'优秀会议论文"的奖项。

师从岳美中先生学习过程中，张炳厚耳濡目染，醉心于肾病临床研究，通过传承创新，成长为北京中医医院肾病科学术带头人。他创制出地龟汤类方，治疗糖尿病肾病、膜性肾病等

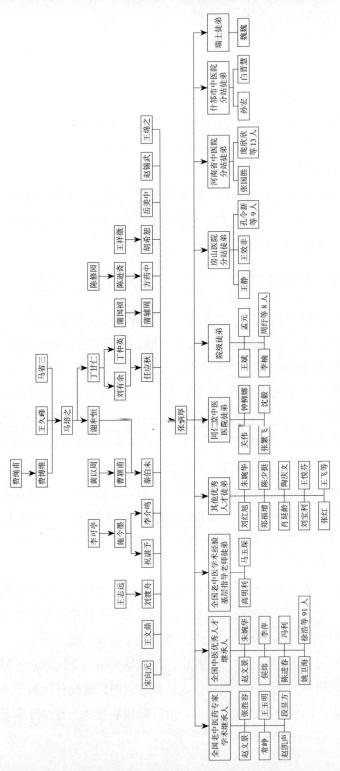

图 8-1 张炯厚师承源流图

慢性肾脏病，清肾丸、导赤通淋汤治疗反复发作性尿路感染，已被载入北京中医医院肾病科诊疗常规，其中清肾丸被制成院内制剂，在临床上广泛应用。

在李介鸣先生指导下，张炳厚不断探索心系病证中医病机，并创制出冠心6号方，被北京中医医院载入胸痹心痛（冠状动脉粥样硬化性心脏病）诊疗常规中，至今仍在临床应用。

跟随其他名师学习的成果也在张炳厚平日的临床工作中得到了体现，如：应用祝谌予先生治胃溃疡经验方、宋向元先生经验方（爽胃饮）治疗消化性溃疡；应用方药中先生经验方（加味千金苇茎汤）治疗支气管扩张；应用赵锡武先生经验方（活血定痛散）治疗心功能不全伴肝淤血；应用王文鼎先生经验方（加味礞石滚痰丸）治疗癫痫。

张炳厚无私奉献、传道授业，为中医药事业的传承与发展不遗余力。他家训严格，其子张华东谨承庭训，行医省病，精研痹证。他诲人不倦，名扬九洲，已培养赵文景、张胜容、王玉明、常峥、倪青、徐浩、侯炜、李萍、陈进春、冯利、姚卫海、王蕾、朱婉华、郑福增、高明利、马玉琛、陈少挺、赵凯声等博士后、全国优才、海外弟子等181名，这些弟子现已成为国内外知名专家、教授，中医界各领域的骨干精英，使中医药事业后继有人。

四、主要学术思想与经验特色

（一）肾病方面的学术思想

张炳厚教授认为"肾恶燥，精易损，阴常虚，火宜藏"。肾病以虚证为主，肾虚之证，一般分为阴虚、阳虚两类。总的治疗原则是"培其不足，不可伐其有余"。

1. 补肾八法

张炳厚教授开创性提出补肾八法治疗肾虚诸证，包括缓补法、峻补法、清补法、温补法、通补法、涩补法、双补法、间接补法。

（1）缓补法

本法适用于病程短、虚不甚的情况，此时宜缓补收工，谓补虚无速法。亦用于大病后体虚，虚不受补，此时也应缓补图之。所指方剂如六味地黄丸、青蛾丸、归肾丸、驻景丸、二至丸等。

（2）峻补法

本法适用于肾之精气大伤，旨遵"精气夺则虚""虚则补之""精不足者，补之以味"。需用大补精血之品组方，纯补而不泻。所指方剂如大补元煎、左归丸、右归饮、右归丸、斑龙丸等。

（3）清补法

本法适用于肾阴亏虚，相火妄动。阴虚生内热，阴虚者多兼有火动，张景岳谓："阴虚多热者，宜补之以甘凉，而辛燥之类不可用。"故阴虚者补而兼清。所指方剂如大补阴丸、虎潜丸、化阴煎、一阴煎、玉女煎、自拟清肾丸等。

（4）温补法

本法适用于肾阳不足，兼有寒湿，阳虚生内寒，旨遵"劳者温之"。张景岳谓："阳虚者多寒，宜补而兼暖。"即说明阳虚者，补虚当用甘温剂以养阳，并配桂附等热药以辅佐。所指方剂如金匮肾气丸、桂附八味丸、补火丸、四神丸、黑锡丹等。

（5）通补法

本法是在补药中加入温通、宣通、通利、通络药，以开气化之源，为"非通无以导涩"而设。所指方剂如济生肾气丸、真武汤、猪苓汤等。

（6）涩补法

本法适用于肾精亏损，固藏失职，旨遵"非涩无以固精"。所指方剂如金锁固精丸、固阴煎、秘元煎、茯菟丹、涩补地龟汤等。

（7）双补法

本法根据肾中阴阳互根而不可分而设。旨遵"善补阴者，必于阳中求阴，则阴得阳生而泉源不绝；善补阳者，必于阴中求阳，则阳得阴助而生化无穷"。但阴阳两虚若有偏重则阴阳双补法亦相应有所偏重。所指方剂如地黄饮子、右归丸、当归地黄饮、黑地黄丸等。

（8）间接补法

本法是肾虚而不直接补肾，采取隔一隔二治法者，谓之间接补法。在间接补法中有补土生水法、补子实母法、金水相生法等。所指方剂如补中益气汤加麦冬、五味子之类，一贯煎，生脉散等。

2. 创制类方治疗肾脏病

张炳厚教授总结补肾八法，做出以法类方的示范，创制地龟汤类方及加味地龟汤类方治疗各种常见性及疑难重症肾脏病，临床随证加减治疗，从简驭繁，收效满意。

地龟汤培补真阴，大补气精，活血补血，益气通阳，无降火之功，是针对慢性肾脏病基础病机真阴不足、气精亏虚而设立的。地龟汤类方基础方组成包括熟地黄、龟甲、黄芪、当归、泽泻。其类方有：

缓补地龟汤：基础方加山萸肉、生地黄。

峻补地龟汤：基础方加人参、鹿角胶（鹿角镑）。

清补地龟汤：基础方加黄柏、知母。

温补地龟汤：基础方加肉桂、附子、补骨脂。

涩补地龟汤：基础方加沙苑子、莲须、莲肉、金樱子、芡实。

通补地龟汤：基础方加车前子、茯苓，重用牛膝。

双补地龟汤：基础方加附子、肉桂，桂附用量较温补地龟汤量大，取其阴阳双补。

间接补地龟汤：如一贯地龟汤，基础方合一贯煎；四君地龟汤，基础方合四君子汤。

张炳厚教授在治疗慢性肾脏病时，在地龟汤基础上加入石韦、土茯苓、土大黄，清热解毒，渗利湿浊，谓之加味地龟汤类方。具体如下：

健脾加味地龟汤：加味地龟汤加炒白术、山药、莲子、炙甘草。

温阳加味地龟汤：加味地龟汤加附子、桂枝、炒白术、山药、茯苓、炙甘草。

清利加味地龟汤：加味地龟汤加瞿麦、萹蓄、滑石。

利水加味地龟汤：加味地龟汤加泽泻、茯苓、抽葫芦。

凉血加味地龟汤：加味地龟汤加血余炭、白茅根、黄柏、萹蓄、滑石。

活血加味地龟汤：加味地龟汤加莪术、郁金、川牛膝。

化浊加味地龟汤：加味地龟汤加土茯苓、土大黄、蒲公英、败酱草。

平肝加味地龟汤：加味地龟汤加生石决明、怀牛膝。

3．消蛋白九法

张炳厚教授中西医汇通，师古而不泥古，针对慢性肾脏病蛋白尿，开创性提出消蛋白九法。

（1）健脾补气

方如补中益气汤、香砂六君子汤、黄芪粥。药用生黄芪30g，赤小豆60g，糯米60g，煎粥常饮。

（2）温脾补肾

温补地龟汤加生晒参3g或潞党参20g，鹿茸3g，紫河车10g。

（3）阴阳双补

双补地龟汤加鹿角镑20g，或用地黄饮子。

（4）气血双补

当归补血汤合八珍汤或十全大补汤。

（5）清热利湿

清补地龟汤加石韦、白茅根。

（6）滋肾养阴

缓补地龟汤加山药、益智仁。

（7）固肾涩精

涩补地龟汤、萆薢分清饮、缩泉丸，或用九龙丸（金樱子、枸杞、山萸肉、莲肉、当归、熟地黄、芡实、茯苓）。

（8）单纯消蛋白法

蝉蜕炖牛肉或苏叶煎田螺丝。

（9）活血化瘀法

桃红四物汤去生地黄加益母草、丹参、板蓝根、金银花。

4．创制单方

清肾丸：由生地黄、熟地黄、生黄芪、怀山药、桑寄生、五味子、润元参、大乌梅、肥知母、川黄柏、瞿麦、白茅根、蒲公英、石韦组成，具有益气养阴、健脾补肾、清利湿热之功。

导赤通淋汤：由熟地黄、生地黄、淡竹叶、川木通、生甘草、滑石块、萹蓄、瞿麦、蒲公英、鱼腥草、草河车、苦参组成，具有滋肾阴、降心火、清利湿热之功。

（二）张炳厚教授治疗糖尿病肾病的经验介绍

张炳厚教授指出糖尿病肾病的核心病机为在消渴病气阴两虚的基础上出现真阴亏虚，进一步引起肾之元气、元阳的亏虚，因虚致实。"培补真阴，育阴涵阳，阴中求阳"是张老治疗糖尿病肾病的基本治疗原则。

1. 培补真阴喜用熟地黄

张景岳《景岳全书》："熟地黄味甘微苦，味厚气薄……滋培肾水，填骨髓益真阴，专补肾中元气，兼疗藏血之经……性平禀至阴之德，气味纯净，能补五脏真阴。"张炳厚教授认为填补真阴当用熟地黄直达病所，常用剂量为 20～40g。

2. 补气生精重用黄芪

张炳厚教授治疗糖尿病肾病时重用大剂量生黄芪补气以生精，益气固脱，是效仿王清任补阳还五汤之意，认为重用黄芪不但补气而且通阳，能升阳通阳，走而不守，特别能通达卫阳而固表，兼可利水消肿，黄芪与当归配伍又可旺气生血，实表以御邪，常用剂量为 30～50g。

3. 益肾固精擅用涩补

肾为封藏之本，藏精而不泻，如肾精亏损，固藏失职，单以补气填精而不加固涩，则精之恢复不易，故叶天士说："非涩无以固精。"蛋白尿的出现提示肾精亏虚，因此张炳厚在补肾填精、补气生精的同时，多选用覆盆子、菟丝子等益肾固精之品，以减少蛋白的漏出，二药常用剂量为 30～60g。

4．祛邪固本注重利湿

糖尿病肾病的病机是本虚标实，因虚致实，其标实可见瘀毒痰湿，张炳厚认为湿邪在糖尿病肾病病程中的进展极为关键，表现为水湿、湿热、湿毒、痰湿等不同方面，在治疗中强调利湿逐邪，分别治以利水渗湿、清热利湿、化湿排毒、祛湿化痰，常选用或合用三仁汤、五苓散、甘露消毒丹、温胆汤等经典方剂。他强调必须辨明虚实之间的主次关系来制定补泻轻重，必要时先以祛邪疏导，后图填补真阴。

5．阴中求阳酌用桂附

张炳厚主张"阳中求阴，阴中求阳"，肾阴虚为主者，治以滋补肾阴；肾阳虚为主者，在滋阴的基础上酌加补阳之药，即在培补真阴基础上温阳，方药中依然以培补真阴的熟地黄为君药，而不是以桂附为君药。对于温补肾阳药，张炳厚主张宜用辛润柔药以养阳，如菟丝子、巴戟天等，而附子、干姜为辛燥刚剂，应酌情使用，附子剂量为 5～15g。

6．对附子功效的再认识

（1）张炳厚教授主张"附子不是补阳药，而是祛寒药"

《神农本草经》："附子味辛温，主风寒咳逆邪气，温中，金创，破癥坚积聚，血瘕，寒湿，痿躄拘挛，膝痛，不能行步。"未提到其有补阳作用，因其有毒，故列入下品。补虚说之本因在于肾气丸治虚劳腰痛，张仲景遇虚劳须常服肾气丸时常减去附子，朱丹溪谓："仲景八味丸为少阴向导，其补自是地黄为主，后世因以附子为补阳药，误矣。"诸多先贤和本草均说生附子性味猛烈长于回阳（回阳于顷刻之间）。张炳厚教授认为附子祛寒救逆厥之功优于壮阳之力，所以近代本草均将附子列入祛寒类中药。

（2）肾虚宜润不能燥

肾气是以肾精为原料，命门火为动力，温精化气而成的，气生于精，它是命门火与肾精的介质。就肾气与肾精而言，肾气为阳，肾精为阴，所以说肾气丸只能是补肾气药，非补肾阳药。《黄帝内经》："肾苦燥，急食辛以润之。"肾属水应当苦燥，是由于腠理不开，津液不行之故。中药中唯有辛药能开腠理以助津液，用之可以润肾燥，但以辛润之是指菟丝子、巴戟天等柔药，非指附子、干姜等刚药。温补法分为刚剂回阳法与柔剂壮阳法。岳美中认为在急遽救逆的情况下，宜刚剂回阳法；在慢性肾阳衰微的情况下，宜柔剂壮阳法。叶天士认为温补肾阳之虚，不能用桂附等刚燥之品，恐有劫脂伤精之弊，而"柔剂养阳，通奇脉而不滞之品"如巴戟天、肉苁蓉、菟丝子、鹿茸、鹿角胶、胡桃、海参之类，才是肾阳虚者之正治。

张炳厚教授临证治疗肾病，凡属肾阳虚者都加附子、肉桂各 10～15g，以助肾之气化，此用法为刘渡舟老师传授。刘渡舟老师重用附子的标准，证必见形寒肢冷，舌诊不论何苔都必须有津液，脉诊不论何脉尺脉不能浮大长，附子最多用 15g。

张炳厚教授指出使用附子须注意：破阴重用，须防涸液；引火归原，切莫泛施；蒸精化气，宜乎小量；阳中求阴，不可轻用。

（三）其他方面的学术思想及临床用药经验

1. 临床方面

鉴于中医诊治规律繁复漫散，不好掌握，影响疗效，张炳厚通过熟读中医经典名著，结合临床实践，揣摩出一整套自己独特的辨证治疗规律，独创性提出"顺其性即为补，补其正即为顺"的观点，并将其广泛用于补肾八法中，尤其在缓补、峻补法中最为常用。

2. 辨证方面

张炳厚力求精细入微，泛用各种辨证方法，而以脏腑辨证为核心。他提出辨证五大要点：症状全面而确切；围绕主症进行辨证；在疾病发展中进行辨证；个别症状往往是辨证的关键；既要辨证又要辨病。

3. 用方方面

张炳厚无分经方、时方，纵揽伤寒、温病诸方为一炉，摆脱门户之见。他创出众多类方和通用方，以简驭繁，并将类方分为基础方和加减方，基础方多为成方或自拟经验方，治疗疾病的共性，加减方则针对不同病因病机、辨证而灵活化裁，治疗疾病的个性。基础方的作用分为治本、治标、引经三类。

（1）创制类方 27 首和新方 31 首

其所创制的类方包括：川芎茶调散类方 8 首主治各种头痛、地龟汤类方 8 首主治各种慢性肾脏病、二仁安寐汤类方 4 首主治各种失眠、三两三类方 2 首主治各种痹证、五皮五藤饮类方 3 首主治各种皮疹及疱疹、滋生青阳汤类方 2 首主治高血压及带状疱疹。举例如下：

五皮五藤饮类方：基础方（简称皮藤饮）包括粉丹皮、白鲜皮、海桐皮、地骨皮、桑白皮、青风藤、海风藤、天仙藤、双钩藤、夜交藤，此方通治各种原因引起的皮疹、疱疹。治疗带状疱疹，方用皮藤饮合犀角地黄汤，另加全蝎、蜈蚣、僵蚕、天麻、血竭面、罂粟壳、香白芷、白花蛇（另煎兑服）

2～4条。治疗寒痹，方用皮藤饮加当归、川芎、金银花各30g，穿山甲（用代用品）10g，三七面（冲服）3g。

疼痛三两三类方：如寒痹疼痛三两三、冠心三两三、外伤疼痛三两三等。

川芎茶调散类方：风寒茶调散、风热茶调散、风湿茶调散、益气茶调散、补血茶调散、补肾茶调散、理气茶调散、化痰茶调散、脾肾两虚茶调散，分别治疗以冠名为主症的头痛。

（2）创制单方治疗疾病

张炳厚教授用方十分广泛，并自创31首新方，如参甲三石汤治疗多种发热（2003年非典型肺炎肆虐期间，本方被北京乃至全国多家医院广泛应用），清肝利胆汤治疗肝胆湿热引起的胆囊炎，冠心六号方治疗气血两虚型冠心病，三叉神经痛方、带状疱疹后遗神经痛方治疗神经痛，寒性哮喘方、热性哮喘方治疗哮喘等。

4．用药方面

张炳厚治病无寒温攻补门户之偏，权衡临床，当用则用。他擅用虫蚁之品、毒麻之剂，常奏意外之功。其处方药物剂量主次分明，有时取其"量大力宏"，有时用其"轻可去实"。施治讲究引经报使，用方新颖，选药奇特，独树一帜，充分体现出中医辨证论治的特色。

5．治疗风湿免疫病学术思想

"治痛名家"张炳厚治疗风湿免疫病临床经验丰富，形成了独特的学术流派，其用药特点为："肾龟地、气黄芪、虫蚁类方更新奇。"

（1）辨治特色——明察秋毫，精准辨治

张炳厚治病以脏腑辨证为核心，力求精细入微，泛用各种辨证方法。辨证方面有五大辨证要点，并强调痹证必辨清脏腑、寒热、虚实、新久、部位，采用分期分型结合辨证论治，治疗方面，强调治痹"新邪宜急散，宿邪宜缓攻"。

（2）用方特色——成方类方，执简驭繁

①治疗类风湿关节炎，张炳厚自创"疼痛三两三"类方治疗寒偏胜、痛重之血虚血瘀证；和血祛风汤类方治疗寒偏胜、痛不重之血虚寒湿证；三乌汤类方治疗寒盛痛痹重证；麻木三两三类方治疗气虚血瘀证；五皮五藤饮类方治疗寒热不明显之行痹。②喜用成方，用药广泛，守其法而不泥其方。寒痹不已，内舍肝肾，多用独活寄生汤；热痹者多用白虎加桂枝汤；由寒化热者用桂枝芍药知母汤；风湿热痹多用当归拈痛汤；血痹者多用身痛逐瘀汤。

（3）用药特色——虫蛇毒藤，必不可少

①沉疴顽疾，巧用毒麻：以偏救偏，以毒攻毒，张炳厚喜用毒麻之剂，常奏意外之功，常用的治痹毒药有附子、川乌、草乌、细辛、半夏、制马钱子。此类有毒中药功擅散寒止痛，散结消肿，祛风通络。如治风寒痹证以寒为主，常用阳和汤配伍制川乌、制草乌。治疗经络痹阻，气血不通所致的疼痛麻木、运动障碍，常用制马钱子。②虫蛇搜剔，首当其冲：虫蚁药能刮剔瘀血，搜剔诸邪，追风定痛，通经走络，络以通为用，对于久病顽痹络疾，张炳厚擅用虫类药物，如水蛭、穿山甲、全蝎、蜈蚣、土鳖虫、乌梢蛇、小白花蛇等，药量该轻则轻，该重则重，权衡利弊，中病即止。③引经报使，药达病所：上肢痛用片姜黄、桂枝、桑枝；下肢痛用独活、牛膝；颈痛加葛根；背痛用络石藤；腰痛加杜仲、川断、狗脊；足跟痛加桑寄生。善以酒为引，"和气血，通经络，引药上行"，方中多加白酒1

两。④药性配伍，相得益彰：如治下肢外侧痹，常以细辛"升"配木通"降"；治下肢内侧痹，常以川芎"升"伍牛膝"降"；治手胀麻拘紧，常以麻黄"宣"配白芥子"散"。⑤对症治疗，立竿见影：疼痛配伍活血化瘀、养血荣筋之品；肿胀配伍化痰利湿通络之品；挛急配伍舒筋柔肝祛湿之品；晨僵配伍活血利水之品。

（四）继承人对学术思想的发挥

1. 张胜容

张胜容在张炳厚教授补肾八法之通补法的基础上创新加用祛风通络药、活血化瘀药，组方自拟保肾方、保肾方Ⅱ号、改良保肾方等保肾系列方治疗糖尿病肾病。已有基础研究显示，保肾方系列方剂具有减轻糖尿病肾病大鼠足细胞损伤、降低蛋白尿、改善肾功能的作用。已有临床研究证实，保肾方系列方剂具有延缓糖尿病肾病伴肾功能下降患者肾脏病进展、减轻蛋白尿、改善临床症状的作用，此方通过开展临床研究证实能够有效控制感染、减少复发、改善症状，现已制成北京中医医院院内制剂、协定处方广泛用于反复发作性、复杂性尿路感染患者。

2. 赵文景

赵文景系统梳理了张炳厚教授治疗糖尿病肾病以及运用虫蚁药的经验，主持首都中医药专项重点项目"保肾方Ⅱ号干预糖尿病肾病患者足细胞损伤的临床研究"课题，通过研究进一步优化保肾系列方，加入虫蚁通络药、辛润通络药，组为保肾通络方，基础研究证实该方能够延缓糖尿病肾病大鼠足细胞凋亡，减轻蛋白尿，延缓肾脏病进展。赵文景还进一步优化补肾地龟汤类方，创新膜肾地龟汤治疗膜性肾病，并开展首都临床特色应用研究与成果推广项目"超声透入膜肾地龟汤治疗特发性膜性肾病的临床研究"课题。他拓展了张炳厚教授消蛋白九法及运用虫蚁药的经验，创制加味补肾利湿汤（熟地黄、黄芪、当归、石韦、白术、土茯苓、土大黄、龟甲、蝉蜕、僵蚕、制水蛭、全蝎、地龙、炒山甲），能够减轻慢性肾小球肾炎患者蛋白尿症状，改善肾脏病预后。他在张炳厚教授补肾地龟汤、五藤五皮饮基础上创制化斑益肾汤（生地黄、熟地黄、龟甲、黄芪、当归、土茯苓、土大黄、丹皮、白鲜皮、青风藤、赤芍、紫草、蝉蜕、丹参），治疗成人过敏性紫癜性肾炎，能够降低蛋白尿、改善临床症状。他还系统整理了张炳厚教授运用引经药的经验。

3. 常峥

常峥拓展了张炳厚教授运用大补阴丸类方治疗肾阴虚的适应证，将大补阴丸类方广泛用于尿路感染、慢性肾脏病，收效满意。他在张炳厚教授清补地龟汤基础上创制滋阴清利汤（基础方＋潞党参、酒大黄、云茯苓、怀牛膝、桑白皮、石韦、滑石、生甘草），治疗阴虚火旺型慢性肾衰竭，能够有效保护肾功能，提高患者生存质量。他还主持北京市中医管理局中医药科技发展项目"张炳厚治疗慢性肾病学术思想经验传承研究"课题，梳理了张炳厚教授治疗慢性肾脏病思路，并作为副主编编写专著《神医怪杰张炳厚》《医林怪杰张炳厚》。

4. 段昱方

段昱方系统梳理了张炳厚教授运用类方的经验，尤其丰富了地龟汤及加味地龟汤治疗肾系病证的经验，拓展治疗各种慢性肾脏病经验方法，并将其载入首都医科大学附属北京中医医院肾病科诊疗常规；同时整理了张炳厚教授应用三两三、治疗失眠的经验。

5. 赵凯声

赵凯声在张炳厚教授清补地龟汤的基础上创制了滋肾祛风汤（基础方＋青风藤、海风藤、忍冬藤、白鲜皮、海桐皮、桑白皮、土茯苓、车前子、生黄芪、炙甘草），治疗慢性肾衰竭患者痛风急性发作及尿酸性肾病，能够减轻患者症状，保护肾功能。他还梳理了张炳厚教授治疗肝脾（胃）合病的经验，用于治疗内伤杂病及慢性肾脏病。

五、代表著作及主要内容

（一）《中成药入门及形象图解》

本书介绍了张炳厚教授对中成药应用的阐述与发挥，分上下两篇，上篇简要介绍了中成药的功效及其应用等基础知识，下篇采取图文并茂的形式介绍了常用中成药制剂及其服法、注意事项等。

（二）《中医学基础概要》

本书介绍了张炳厚教授对中医学基础理论的理解与发挥，分上下两篇，上篇主要介绍了中医内科基础理论，下篇主要介绍中医外、妇、儿科基础知识。

（三）《神医怪杰张炳厚》

本书系统介绍了张炳厚教授临证精华。分上中下三卷，上卷介绍张炳厚教授学术思想，包括辨证思路及用药经验；中卷介绍临证经验，包括治疗中医内科（肾、心、肝、脾、肺系病证，痹证、痛证等经验）以及外科、皮科的经验；下卷介绍从师笔录。

（四）《医林怪杰张炳厚》

本书分上、中、下三卷。上卷介绍了张炳厚教授的中医学术思想，充分体现了他独树一帜的辨证思路及方剂配伍规律；中卷为张炳厚治疗肾病、疼痛、头痛、心病、肝胆病、脾胃病、肺病、痹证、失眠、皮肤病和妇科病的临证精华，其中病案取自他高徒的月记以及张炳厚教授的亲自点评；下卷是张炳厚教授青年时代的从师笔录与精彩医话医论。

（五）《张炳厚疑难怪病验案实录》

本书收集了张炳厚教授临床中规律复诊的 52 种疾病、131个疑难怪病验案及医案点评，理法方药丝丝入扣，引人入胜。

（六）《张氏医门零金碎玉微信小课堂·第一集：张炳厚讲中药临床应用与鉴别》

本书系统整理了张炳厚教授在"张氏医门零金碎玉微信小课堂"中的部分授课内容，包括补养药、理血药、理气药、温里药四大类中药的药性、功效、临床应用、鉴别要点、配伍宜忌、前贤用法、自身经验。

（七）《张氏医门零金碎玉微信小课堂·第二集：张炳厚讲中药临床应用与鉴别》

本书系统整理了张炳厚教授在"张氏医门零金碎玉微信小

课堂"中的部分授课内容，包括清热药、祛风湿药、利水渗湿药、止咳化痰药、安神镇静药、固涩药、消导药、泻下药、解表药九大类中药的药性、功效、临床应用、鉴别要点、配伍宜忌、前贤用法、自身经验。

第九章　聂莉芳

一、概述

聂莉芳（1947—　），中国中医科学院西苑医院主任医师、教授、博士生导师、博士后导师，肾病科学术带头人，肾病科主任（1983—2005年），第四、五批全国老中医药专家学术经验继承工作指导教师，首都国医名师，国内著名中医肾病专家，享受国务院政府特殊津贴。其先后获批国家名老中医药专家传承工作室、北京中医药"薪火传承3+3工程"名老中医传承工作室、中国中医科学院"名医名家传承"项目三项名老中医学术思想传承项目。曾承担国家"七五"和"十五"攻关课题并获奖。聂莉芳已出版《肾炎的中医证治要义》《实用常见肾脏病防治》《慢性肾衰的诊断与中医治疗》《聂莉芳治疗肾病经验辑要》等著作，在国内外杂志上发表学术论文100余篇，曾多次应邀赴日本、韩国、挪威、德国、加拿大、美国进行学术交流。

二、医家简介

聂莉芳，女，1947年10月生，湖南衡阳人。1970年毕业于北京中医药大学，1980年于同校研究生毕业，获医学硕士学位，1993—1994 年作为中国政府派遣研究员赴日本广岛大学医学部研修肾脏病，目前担任中国中医科学院西苑医院主任医师，肾病科学科带头人。聂莉芳曾任中华中医药学会肾病分会副主任委员，中国中西医结合学会肾病专业委员会副主任委员，国家科技进步奖评审专家，北京中医药学会理事、肾病专业委员会主任委员，北京中西医结合学会肾病专业委员会副主任委员，北京医学会肾病专业委员会委员，北京生物医学工程学会委员，北京市中医管理局"十病十药"研发专项肾病专业领衔专家。

她从医 50 余年，其中 40 余年专门从事肾脏病的中医临床与科研工作，在广大患者中有较高的知名度。聂莉芳擅长中医治疗 IgA 肾病、慢性肾衰、难治性肾病综合征、紫癜性肾炎等疾病，并形成了易于掌握的中医辨证论治规范和独具特色的学术思想，在国内肾脏病学界具有一定的影响。20 世纪 90 年代中期聂莉芳即将自己研制的经验方制成治疗 IgA 肾病的"益气滋肾口服液"和治疗慢性肾衰的"补肾泄毒颗粒"两个院内制剂，深受广大患者的欢迎。聂莉芳对上述疾病形成了易于掌握的中医辨证论治规范和独具特色的学术思想，在国内肾脏病学界具有一定的影响。如将慢性肾衰宏观地分为虚损期、关格期两期，提出辨病与辨证相结合的诊治思路；虚损期的治疗主张以益气养阴为主，关格期的治疗当注重调理脾胃；将 IgA 肾病分为急性发作期与慢性迁延期，1995 年在国内率先提出了慢性迁延期以气阴两虚证居多的观点，提出了益气滋阴法治疗 IgA 肾病，突出"扶正固本"的中医特色；针对难治性肾病综合征，提出了能中不西，先中后西、先治水肿，后治蛋白尿、减撤激素，加用中药的治疗思路，并配合运用食疗方以增强疗效等。

聂莉芳曾承担国家"七五"攻关肾衰、肾炎课题，为肾炎课题副组长，近年来承担国家"十五"攻关课题"IgA肾病的中医证治规律研究"，为课题组长，该课题已获2006年中华中医药学会科技成果二等奖，曾获1987、1988年度原卫生部颁发的"孙氏医学科研基金三等奖"，1991年获中国中医研究院科技成果二等奖，1992年获国家中医药管理局科技成果三等奖。"IgA肾病的中医证候特点及益气滋肾治法研究"项目获2011年度北京市科技成果二等奖。

三、师承源流

聂莉芳教授是国医大师王绵之老中医的首位硕士研究生，其后跟随方药中、时振声两位全国著名老中医从事肾脏病临床及研究多年。她于1998年任博士生导师，2009年任博士后导师。迄今共指导全国名老中医师带徒3名、师承博士后1名、博士研究生13名、硕士研究生8名、北京市双百工程师带徒2名、外单位师带徒6名，其中留学生4名（图9-1）。她于2008年获得了中国中医科学院"优秀研究生指导教师"荣誉称号。她桃李满天下，多名徒弟和学生目前已成为各自单位学术带头人、科主任及业务骨干。

四、主要学术思想特点

（一）肾病方面的学术思想

1. 中西贯通，能中不西

聂老成长于学院派教育模式之下，这种模式使聂老秉承了中西医并重的思想理念，再加上之后去日本研修肾脏病的经历，因此聂老在临床中从不排斥西医学，并肯定了西医学有其优势

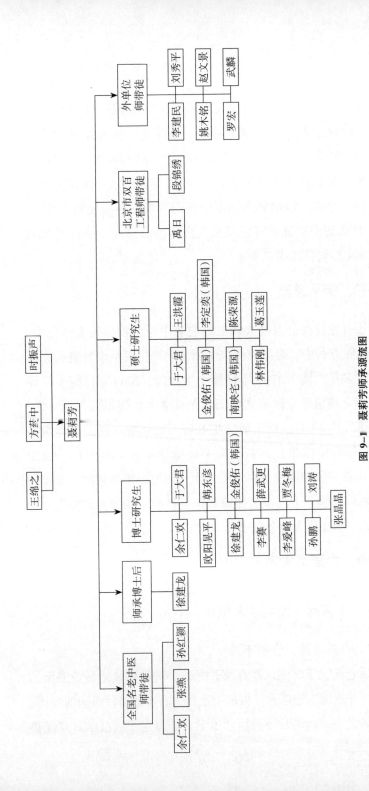

图 9-1 聂莉芳师承源流图

所在。同时聂老又非常重视在诊疗过程中的中医思维，强调在疾病的不同阶段应突出中医的优势，认为无论急症还是慢性病，中医药都可以发挥自身优势及作用，且中医药在肾脏病的治疗中占有明显的优势。

聂老认为中医药治疗肾脏病的优势有以下几方面。①对慢性肾脏病患者脏腑气血阴阳的调理，如频繁感冒、泌尿系感染及慢性肠炎的肾脏病患者，经中医药调理后体质增强了，在一定程度上减少了诱因的发作，因而感冒、泌尿系感染及腹泻症状明显减少，降低了复发的概率。②虽西医认为血尿无须治疗，但中医药与此观点不同，且对血尿的治疗有一定的优势。③肾性水肿尤其是低蛋白血症相关的水肿，中医药治疗不但起效较快而且能很安全地提高血浆白蛋白，使水肿能持久缓解。④对于难治性肾病综合征，中医药治疗较西医有很大优势。⑤对于早、中期慢性肾衰竭患者，中医药治疗具有一定的延缓肾功能损害、提高患者生活质量的作用。同时她认为，掌握了中医和西医在肾脏病领域各自的治疗优势，还要了解中医和西医治疗肾脏病的缺陷，承认各自的不足，做到实事求是，真正为患者着想。如对于需要透析治疗的尿毒症患者，聂老经常劝解患者没有必要非要坚持中医治疗。再如对于伴有高血压、糖尿病的肾脏病患者，聂老建议患者同时服用相应的降压药物和降糖药物，而不是一味阻止患者服用西药。但对于没有高血压的肾脏病患者，聂老从不建议患者使用降压药用以减少其尿蛋白量。聂老时常强调，应把中医学和西医学中有效的方法、药物用于临床，提高治疗的安全性和有效性，这才是高层次的中西医结合。

"能中不西"是聂老几十年来临床治疗疾病的主要思路。它指的是能够单纯运用中药治疗取效的病例，就不会加用西药治疗。随着慢性肾脏病发病率的不断上升，求治于中医药治疗的肾脏病患者越来越多。聂老的患者群主要分为三大类：一类是刚发现肾脏疾病的患者，其中一类包括经西医医院已行肾穿刺活检术，因拒绝使用激素等西药治疗而求治于中医的；另一类是已经在西医医院或其他医生处使用了西药，但效果不明显或者不良反应较大，患者难以坚持；第三类是使用激素的患者欲减停激素或激素依赖者。对于以上三类患者，聂老临诊时常说："这是啃硬骨头的工作，这样方能练出中医的真本事。"这些患者的依从性都较强，能较好地坚持中医药治疗。几十年来，面对着国内甚至国外的各种肾脏病患者对中医药的需求与希冀，聂老踏踏实实地探索出了一系列行之有效的肾脏病中医药证治规律，极好地证明了"能中不西"是可行的。

2. 病证结合，整体调治

病证结合是要将西医辨病与中医辨病、辨证相结合。例如中医的"哮病""消渴""淋证""中风"等，中医界内也都越来越倾向于将其分别与支气管哮喘、糖尿病、泌尿系感染及脑血管病等明确的西医学疾病对应，目的是便于在相对清晰的疾病范畴内研究和总结中医诊疗规律。聂老在临证过程中十分强调辨病与辨证相结合，认为辨病与辨证相结合的过程就是在临床实践的基础上不断深化对疾病的认识过程，从中取其所长、避其所短，通过现代医学手段判断与评估疾病的治疗过程和结果，以发挥各自的优势，这种在辨病基础上辨证施治的医疗方式并没有脱离中医药治疗的本质。故依据病证结合的理论，用以确定疾病的病因及病机来指导临床治疗显得尤为重要。将辨证论治与辨病论治熔于一炉的临床治疗思维已不同于传统的、经典的辨证论治学术思想，是现代中西医结合的产物，有助于提高临床疗效。

　　整体调治是中医辨证论治的特色之一，也是中医治疗与西医治疗的主要区别。中医的"肾"与西方医学的肾脏不同，中医五脏相应，相互影响，故聂老采用中医中药治疗慢性肾脏病时，并不局限于补肾一法，而是根据患者的临床表现遵循中医的理论体系来辨证治疗。因此，聂老在治疗肾脏病时常常几个脏器兼顾，而且还要因时、因地、因人制宜。如治疗慢性肾功能衰竭患者表现为纳差、纳呆、恶心、便溏、便干等消化系统症状者，中医认为此为肾病及脾的结果。肾者为先天之本，主水，藏精，脾胃为后天之本，属土，胃纳脾运，以滋养五脏，脾肾两脏在生理情况下相辅相成，同样在病理情况下也相互影响。此类患者肾精、肾气亏虚，气化无权，致二便失司，水湿痰饮血瘀内停，上扰中焦脾胃，胃纳脾运功能失常，无法升清降浊。故此时治疗应以调理脾胃为主，以后天补先天，使脾肾功能归于相对平衡状态，对肾气化之功能亦有所裨益。临床上确见部分患者，脾胃衰败，呕恶明显，水谷不进，面色晦暗，病情急转直下，但经调理脾胃后，呕恶除，纳增，神振，复查其血肌酐、血尿素氮均有所下降。由此可以看出，伴随着消化系统症状的减轻或加重，肾功能受损的程度也随之变化，从另一方面证明了中医整体调治的理论。

　　3.效不更方，守方守法

　　临床上，慢性肾脏病的治疗往往需要较长的时间。临证治疗时，在病情相对稳定的前提下，其证候病机特点在一定阶段较为稳定，有利于守法守方，缓图其本。这种方式在治疗中称为"守方"。但须注意如果病程中病机有变，则又当治随证转，不可拘于守法守方而一成不变。慢性肾脏病有反复发作的特点，故其好转也必然要经过相当长时间的治疗才能由量变到质变。若想取得疗效，就必须要守方。聂老认为，守方是慢性肾脏病治疗取得疗效的关键，在临诊中，聂老也是如此要求患者的。患者服药后病情有了明显的好转，这时医生都知道"效不更方"。然而不效是否就是遣药不中病机呢？也不尽然，因为在慢性肾脏病的治疗过程中，受患者自身生活环境和习惯的影响，病情会有反复，指标时有波动，若问清患者每次反复的原因并非药物原因，则仍可守方守法，同样可以痊愈。但在临床上常见有的慢性肾脏病患者，服药以后，有可能疗效平平，聂老在此时并不着急换方，通过仔细审察其辨证立法用药是否有误，如此时辨证准确，施治得宜，则建议患者"不效亦不更方"。有时出现的某些药物反应，并非都属误用药物所致，有的甚至是药物奏效的先兆，这时最需要的就是守方，切莫轻易更方。

著名中医药学家岳美中老先生曾说："治急性病要有胆识，治慢性病要有方有守。"如其所说，慢性疾病治疗的前2个月，若症减不著，辨证如前，应继守原方服药，再2月而愈。其收效的关键，仍在于守方，治疗慢性疾病时守方是第一要义。慢性疾病患者病情较为复杂，其脏腑功能受扰，正气相对不足，积久而成疾，治疗时，首先要调理其脏腑功能，脏腑功能协调不好，病邪难以祛除，正气难以恢复。因此初期的守方如果辨证准确，收效不明显时亦不宜频繁更方，耐心等待量变逐渐引起质变，方能取得明显疗效。

4. 用药平淡，处方灵活

守法守方能否顺利进行的关键，还在于如何遣方选药。聂老强调，慢性肾脏病大多病程日久，难以断根治愈，故在临床治疗上不可苛求治愈，而须以控制病情、减轻患者不适症状、提高生存质量为目的。慢性肾脏病的病因病机较复杂，大都虚实夹杂，不可急求功效，需从缓图治。"天下本无神奇之法，唯有平淡之方，平淡之极即为神奇"，聂老处方以平淡见长，遣方用药平淡轻灵，于平淡之中见神奇，所以聂老在用药上不主张峻补峻泻，力求和缓。纵观其用药，大多是平淡轻灵，药力和缓之品。如补气药常选用太子参、党参、生黄芪；健脾药常用白术、山药；温肾阳喜用巴戟天、淫羊藿等温而不燥之品，而少用附子、肉桂等温燥药物；补肾药喜用菟丝子、续断、杜仲等；清上焦热喜用金银花、连翘等；清热利湿药常选用蒲公英、车前草、石韦、薏苡仁等；调和脾胃、芳香化浊常选用紫藿香、佩兰、苏叶、炒扁豆、砂仁等；疏风选用防风、荆芥等。

聂老处方药物组成比较多，比较"杂"，如扶正祛邪、寒温并用、通补兼施等诸法常一方并施，因慢性肾脏疾病病因病机都较复杂，寒热错杂，虚实夹杂。聂老非常善于将病机进行合理拆分组合，进而针对病机选用几个成方合用，在此基础上适当加减而成新的方剂。聂老认为先贤遗留的经方成方，其配伍严谨，久经考验，运用得当，可获佳效，但实际上常见辗转多处求医罔效，慕名而来的求诊者，这些患者往往病程较长，病机错综复杂，很难选用合适的古方或用以一证一方诊治，故聂老常根据医法遣药组方。

（二）擅长治疗的代表性肾脏病经验介绍

1. 肾病综合征分阶段辨治

肾病综合征患者大量使用激素后会出现不同程度的副作用，且撤减激素时，一是出现依赖性，二是机体会有一些不适的症状，聂老认为应抓住每位患者在病程中不同阶段的突出矛盾进行辨证论治。如水肿突出阶段、蛋白尿持续阶段、大量激素使用阶段、激素撤减阶段，其中医证治的重点各不相同。虽然上述情况临床上不能截然分开，但必须有重点，这样治疗的针对性强，也体现了全过程治疗的整体性。

（1）水肿突出阶段

1）气虚水停证

本证表现为尿少水肿，乏力气短，甚则喘满不能平卧，呕恶纳差，大便溏薄，舌淡，苔腻或滑，脉濡或沉滑。治以益气健脾利水，方用香砂六君子汤加减。

2）阳虚水停证

本证表现为尿少色白，水肿，畏寒或手足不温，口淡不渴，腰膝冷痛，面色㿠白，舌淡边有齿痕，苔薄白而水滑，脉沉迟或沉濡。治以温阳利水，方用济生肾气汤。

3）阴虚水停证

本证表现为尿少水肿，五心烦热，心烦不寐，口舌干燥，腰酸耳鸣，舌红苔少而干，脉细滑数。治以育阴利水，方用六味地黄汤加减。

4）气滞水停证

本证表现为脘腹胀满，尿少水肿，甚或喘满不能平卧，饮食不下，舌淡红，苔薄白而水滑，脉濡而沉涩。治以行气利水，方用六味地黄汤加减。

5）湿热内蕴证

本证表现为尿少而色黄，水肿，脘腹胀满，身热口渴，大便干结或溏滞不爽，舌偏红，苔黄腻，脉滑数。治以清利湿热，方用杏仁滑石汤加减。

6）血瘀水停证

本证表现为尿少水肿，月经量少或闭经，或伴发肾静脉血栓，或双下肢水肿不对称，或面唇发暗，舌淡暗或有瘀斑，苔水滑，脉沉涩。治以活血利水，方用加味当归芍药散。

（2）蛋白尿持续阶段

1）脾气虚证

本证表现为乏力，神疲，身倦，脉弱。治以健脾益气升清，方用参苓白术散加黄芪、芡实。

2）气阴两虚证

本证表现为神疲乏力，腰膝酸痛，手足心热，耳鸣如蝉，大便溏薄或干结，舌淡或红，苔薄白或苔少而干，脉细弱。治以益气滋肾固精，方用参芪地黄汤加紫河车、菟丝子、芡实、金樱子。

3）大量激素使用阶段

此阶段患者常见热毒壅盛与阴虚火旺两证。热毒壅盛者宜选五味消毒饮加连翘、黄连；阴虚火旺者宜选用知柏地黄汤加连翘、野菊花。如果上述患者大便干结加大黄；烦躁易怒、不寐者加白芍、生石决明、天麻。

4）激素撤减阶段

此阶段患者常出现阳虚气虚及肾阴阳两虚的表现，治宜温阳益气与肾阴阳双补，方选保元汤、金匮肾气汤，可加紫河车、菟丝子、金樱子、鸡内金。

2.膜性肾病的治疗

临证思路：辨证求因，审因论治；顾护正气，勿用攻伐；先控制突出症状，后治蛋白尿。

治法与用方：健脾益气和胃法，方用参苓白术丸或香砂六君子汤合五皮饮化裁；益气活血化瘀法，方用加味当归芍药散；补肾涩精法，方用参芪地黄汤。

3. IgA 肾病的治疗

IgA 肾病多系脾肾虚损，诱因则责之外邪与过劳。聂老提出气阴两虚证是 IgA 肾病最常见证型的学术观点，运用益气养阴法为主治疗 IgA 肾病，取得了较好的疗效。

（1）急性发作期

IgA 肾病急性发作期以风热袭肺证和下焦膀胱湿热证最为常见。风热袭肺证，多选用辛凉清疏之剂，以身热、微恶风寒、咽痛为主者，常以银翘散加减化裁；以咳嗽为主者，多以桑菊饮化裁。下焦膀胱湿热证，常避苦寒之剂，而多以经验方加味导赤散甘寒淡渗平和之剂。

（2）慢性迁延期

聂老通过多年临床观察发现，IgA 肾病慢性迁延期以气阴两虚证最为多见。常用方有参芪地黄汤和益气滋肾汤，两者临床应用有别，参芪地黄汤证偏重于虚，而益气滋肾汤证则虚中夹实，常为气阴两虚兼夹风热、湿热之邪。若症见神疲乏力、腰膝酸软，舌淡，苔白，脉沉弱，则为参芪地黄汤的应用指征；若症见神疲乏力、咽干肿痛或咽部充血，舌红，苔薄黄或黄腻，脉细数，则为益气滋肾汤的应用指征。

4. 糖尿病肾病分期辨治

糖尿病肾病分为早、中、晚三期进行辨证论治。早期以参芪地黄汤益气养阴，可配水陆二仙丹固肾涩精。中期以水肿为主要表现，可分别运用健脾利水、温阳利水、育阴利水、行气活血利水之法。晚期则强调按慢性肾功能衰竭（关格病）论治。

（1）早期

本期患者以蛋白尿为主，水肿不突出，肾功能正常。此时的中医病机为肺胃热盛，耗伤气阴，临床表现为神疲乏力、自汗气短、手足心热、咽干口燥、烦渴多饮等一派气阴两虚之症，聂老常以参芪地黄汤为基础方进行加减。

（2）中期

本期患者以水肿为主要表现，可出现肾病综合征。部分患者由于长期大量蛋白尿、低蛋白血症，导致水肿。轻则仅双下肢水肿，重者可出现胸水、腹水，甚至心包积液。对于此类水肿，聂老将其分为以下几种证型。①气虚水停证：以香砂六君子汤、防己黄芪汤或春泽汤合五皮饮加减；黄芪生者为佳，用量 15～30g，气虚重者加西洋参 5～10g。②阳虚水停证：偏于肾阳虚者，以济生肾气汤加减；偏于脾阳虚者，以实脾饮加减。③阴虚水停证：选六味地黄汤加味。④湿热内蕴证：以大橘皮汤或杏仁滑石汤加减。若湿热弥漫三焦，湿重于热者选用三仁汤；湿热蕴结，大小便不利者，可用己椒苈黄丸。⑤气滞水停证：以导水茯苓汤加减。若因肝气郁结，水肿加重者，应在利水同时配用逍遥散、柴胡疏肝散。⑥血瘀水停证：方选加味当归芍药散。临床上对于一些自觉症状不明显且无明显寒热征象者，也用该方治疗。

同时，由于低蛋白血症，患者血液多处于高凝状态，因此聂老在以上诸辨证的基础上，多配以平和的活血化瘀药，如丹参、当归尾、川牛膝等。

（3）晚期

慢性肾衰竭期临床可见血肌酐升高、电解质紊乱、酸碱失衡、贫血等一系列表现，属中医关格病范畴。其分型及治法方药见慢性肾衰竭的分期辨治。

5. 慢性肾衰竭的分期辨治

聂老强调要善于从错综复杂、虚实并存的证候中抓住脾肾气阴两虚、湿浊弥漫三焦这一主要病机，以扶正祛邪、攻补兼施为治疗原则。临床可根据主急次缓、虚实兼顾的原则遣方用药。

（1）虚损期

1）肺脾气虚证

本证表现为神疲乏力，自汗易感冒，语音低微，纳呆便溏，口淡不渴，舌淡胖边有齿痕，苔薄白而润，脉沉弱。治以补益脾肺之气，方用补中益气汤或参苓白术散。

2）肝肾阴虚证

本证表现为头晕耳鸣，烦躁易怒，目睛干涩，手足心热，咽干口燥，腰膝酸软，便干溲黄，手足拘挛甚或抽搐，舌淡或偏红，苔少而干或薄黄，脉弦细数。治以滋养肝肾，平肝潜阳，方用杞菊地黄汤或麻菊地黄汤或归芍地黄汤。

3）脾肾阳虚证

本证表现为手足不温或畏寒肢冷，纳呆便溏，肢体水肿，口淡不渴，腰膝冷痛，夜尿多而色清，面色萎白，舌淡胖边有齿痕，苔薄白而水滑，脉沉弱或沉迟无力。治以温补脾肾，方用真武汤。

4）气阴两虚证

本证表现为神疲乏力，心悸气短，眩晕耳鸣，腰膝酸软而痛，自汗或盗汗，手足不温或手足心热，咽干，大便溏薄或干结，面色萎黄，舌淡边有齿痕，苔腻或苔少而干，脉浮大无力或沉细数而无力。治以益气养阴，方用参芪地黄汤。

（2）关格期

1）寒湿中阻证

本证表现为恶心呕吐，食欲不振，口中有尿味，口不渴，便溏乏力，手足不温，面色萎黄或晦暗，舌淡胖而润，苔白腻，脉浮大无力或沉迟无力。治以健脾益气，方用香砂六君子汤。

2）湿热中阻证

本证表现为恶心呕吐，食欲不振，口中尿味重，口苦口渴或口黏，神疲乏力，大便秘结或黏腻不爽，面色萎黄或晦暗，舌淡或红，苔黄腻，脉滑数。治以清化湿热，方用黄连温胆汤或苏叶黄连汤或半夏泻心汤。

3）湿浊上凌心肺证

本证表现为胸闷憋气，胸痛，呼吸急促，不能平卧，乏力呕恶，尿少水肿，舌淡边有齿痕，苔薄白而水滑或白腻，脉细弱或弦而无力，见于尿毒症性心包炎患者。治以温阳蠲饮降浊，方用生脉饮、苓桂术甘汤、葶苈大枣泻肺汤、小半夏汤合方。

（三）经验方

聂老结合自身经验，创制出了众多临床验之有效的方剂，现简要介绍如下。

1. 聂氏加味参芪地黄汤

本方药物组成：太子参、生黄芪、生地黄、山药、山萸肉、丹皮、泽泻、茯苓等。

变方：①麻菊地黄汤：本方为参芪地黄汤去参、芪，加入天麻、杭菊花。本方常用于治疗肾性高血压，方中多佐以牛膝，川牛膝长于活血化瘀，怀牛膝长于补肝肾、强腰膝，聂老常二者同用，补通兼顾。②参芪知柏地黄汤：本方在参芪地黄汤基础上加入知母、黄柏。适于患有多种慢性肾脏病，大量糖皮质激素应用后所致的气阴两虚、阴虚内热者。③参芪知芩地黄汤：本方在参芪地黄汤基础上加入知母、黄芩。若患者无下焦湿热症状，而以肺热为主，选用此方。④参芪麦味地黄汤：本方为参芪地黄汤合麦冬、五味子。对于心悸、气短的慢性肾脏病患者，聂老多配伍生脉饮以增强益气养阴之功。

2. 益气滋肾汤

本方药物组成：生黄芪、太子参、生地黄、小蓟、金银花、旱莲草、炒栀子、当归、丹参、芡实等，为治疗 IgA 肾病气阴两虚证而设。

3. 紫癜肾 1 号方

本方药物组成：生黄芪、当归、太子参、生地黄、芡实、丹参、白芍、旱莲草、紫草、炒栀子、银柴胡、乌梅、地龙、五味子、金银花、小蓟、三七粉。本方是在益气滋肾汤的基础上合入过敏煎而成的，功用气阴双补，化斑止血，兼以涩精，主治气阴两虚之过敏性紫癜性肾炎。

4. 紫癜肾 2 号方

本方药物组成．女贞子、旱莲草、麦冬、丹皮、紫草、银柴胡、乌梅、生地黄、金银花、小蓟、赤芍、炒栀子、地龙、五味子、三七粉。本方由二至丸与过敏煎加味而成，功用清热养阴，凉血止血化斑，主治阴虚血热之过敏性紫癜性肾炎。

5. 补肾泄毒汤（颗粒）

本方药物组成：太子参、生黄芪、生地黄、生大黄、黄连等。此方为慢性肾衰竭患者早、中期气阴两虚证兼有浊毒而设，功能益气养阴，脾肾双补，化湿泄浊通腑。

6. 聂氏加味当归芍药散

本方药物组成：当归尾、芍药、川芎、茯苓、泽兰、白术、丹参等。聂老认为当归芍药散证的病机关键是脾虚血瘀水停。她运用此方治疗肾病综合征、高血压肾损害、糖尿病肾病等多种肾脏疾病取得了较好的临床疗效。

7.聂氏加味逍遥散

本方药物组成：当归、赤芍、白芍、柴胡、茯苓、白术、生甘草、薄荷等。聂老认为，现代人多心浮气躁，忧思过虑，肝气不舒，对于慢性肾脏病患者尤其如此。因此，只要患者有情志问题，聂老就先以逍遥散为主调治。

8.加味导赤散

本方药物组成：淡竹叶、生地黄、车前草、通草、生甘草梢、黄芩、白芍、柴胡、川牛膝、怀牛膝。本方是《小儿药证直诀》导赤散加味，功能清心肝郁热，利水通淋，主治多种淋证。

9.银菊玄麦海桔汤

本方药物组成：金银花、野菊花、玄参、麦冬、桔梗、胖大海。功能清热解毒，养阴利咽，用于肾炎患者屡发扁桃体炎或咽炎者。

五、代表著作及主要内容

（一）《肾炎的中医证治要义》

全书共两部分。第一部分介绍了急性肾炎、慢性肾炎及肾功能衰竭分病名、病因、病机、临床表现、诊断、治疗、护理、预防及近代研究进展诸项，阐述中医的认识及相应的措施。第二部分为中医学有关肾脏病证的历代文献研究，并介绍了肾炎、肾功能衰竭病机、治法的探讨及其有关临床研究的进展。

（二）《肾脏病中医诊治与调养》

全书分基础知识、辨证论治、调养要点三章。内容新颖，文字简练，实用性强，是肾病患者的良师益友，也可供广大医务工作者学习参考。

（三）《实用常见肾脏病防治》

全书分十个部分，以问答形式介绍了常见肾脏病的病因病理、临床表现、常用检查、中西医治疗以及预防与调养等知识。其内容丰富，通俗易懂，科学实用，适合肾脏病患者和基层医务人员阅读。

（四）《血尿的诊断与中医治疗》

全书共分十章，系统地介绍了肾小球血尿和非肾小球血尿的诊断以及血尿相关疾病的临床表现、中医药治疗、预防及调养等知识。内容丰富、新颖，科学实用且通俗易懂，可供血尿患者及医务工作者阅读参考。

（五）《慢性肾功能衰竭的诊断与中医治疗》

全书在系统介绍慢性功能衰竭的病因病机、中医治法与方药、调养等知识的基础上，重点介绍聂莉芳主任数十年的临床治疗经验。其内容丰富，特色突出，实用性强。

（六）《蛋白尿的诊断与中医治疗》

全书共分十三章，作者结合自己长期实践获得的临床经验，系统地介绍了蛋白尿的诊断、相关肾病的临床表现、中医的治法及方药运用体会、验案、预防及调养等知识。

（七）《慢性肾衰竭名医妙治》（第1版、第2版）

本书第1版系统介绍了慢性肾功能衰竭的病因病机、中医治法与方药及调养知识等，第 2 版新增了验案举例，重点介绍聂莉芳主任医师 40 余年的临床治疗经验。

（八）《血尿名医妙治》（第 2 版）

本书系统地介绍了肾小球血尿和非肾小球血尿的诊断与血尿相关疾病的临床表现、中医药治疗、预防及调养等知识。

（九）《蛋白尿名医妙治》（第 2 版）

本书结合聂老 40 余年的临床经验，分十三讲系统介绍了蛋白尿的诊断、相关肾脏病的临床表现、中医的治法及方药运用体会、验案、预防及调养等知识。

（十）《聂莉芳治疗肾病经验辑要》

本书从理法方药四个方面全面总结了聂莉芳教授几十年的临床经验。全书分为六章，前三章主要介绍聂莉芳教授的临证思路及常用的诊疗方法，第四章介绍临床常用方药，第五章是经典病案的赏析，第六章医论部分着重介绍了聂莉芳教授在临床诊治中的一些心得。

参考文献

［1］林宗壮，许静．浅析岳美中治疗肾炎经验［J］.浙江中医杂志，2012，47（07）：485.

［2］李春生．略谈岳美中学术思想和学术成就［J］.中医杂志，2012，53（19）：1632-1634.

［3］陈振喜，张存悌．岳美中学术经验初探［J］.辽宁中医杂志，2007（06）：721-722.

［4］申子龙，赵文景，孟元，等．运用张炳厚导赤通淋汤治疗复杂性尿路感染经验［J］.北京中医药，2020，39（09）：950-952.

［5］岳美中．祖国医学对于肾脏炎的认识和治疗及其方剂的选释［J］.福建中医药，1957，2（06）：7-10.

［6］李兴培．岳美中教授临床经验简介［J］.辽宁中医杂志，1986（08）：17-18.

［7］岳美中，陈可冀．中药治疗慢性肾盂肾炎的初步观察［J］.福建中医药，1963（04）：8+7.

［8］李兴培．岳美中临床经验漫录［J］.湖北中医杂志，1986（05）：6-7.

［9］侯兵．岳美中学术思想及临床经验探要［J］.新疆中

医药，2001（04）：58-59.

［10］岳美中．方药用量在施治上的重要性［J］．中医杂志，1961（06）：30-31.

［11］岳美中．试谈分型论治的局限性［J］．上海中医药杂志，1981（01）：6-7.

［12］岳美中，陈可冀．辨证论治实质的探讨［J］．福建中医药，1962（01）：1-5.

［13］岳美中．治疗泌尿系结石病的点滴体验［J］．中医杂志，1963（12）：13.

［14］岳美中，陈可冀，李春生．老年病施治经验续谈［J］．上海中医药杂志，1982（08）：6-7.

［15］岳美中．老年病失眠证原因与治疗［J］．江苏医药（中医分册），1978（02）：19-28.

［16］岳美中．祖国医学对于肺结核的论述和治疗［J］．中医杂志，1959（03）：27-31.

［17］连建伟．岳美中教授经验方选按［J］．浙江中医学院学报，1990（03）：27-28.

［18］北京市老中医经验选编编委会．北京市老中医经验选编［M］．北京：北京出版社，1980.

［19］名老中医经验集编委会．名老中医经验集［M］．北京：中国中医药出版社，2006.

［20］王孟庸．王孟庸经验集［M］．深圳：海天出版社，2016.

［21］郑建功．赵绍琴辨治慢性肾炎心法［J］．浙江中医杂志，2008（04）：187-189.

［22］赵绍琴，彭建中．从庙堂到江湖——赵氏御医世家的

故事［J］.紫禁城，2013（07）：111-119.

［23］钟孟良，王洪图，谢路，等.怀念著名温病学家赵绍琴教授［J］.中医教育，2001（03）：44-45.

［24］赵文远，方万红.赵绍琴教授倡导慢性肾病新论指导临床探要［J］.中医药学刊，2004（07）：1168-1171.

［25］田芃.从"湿热伤血"辨治慢性肾脏病 2-3 期的临床观察［D］.北京中医药大学，2015.

［26］张仕玉，镇东鑫.赵绍琴治疗慢性肾病的经验［J］.光明中医，2007（09）：36-37.

［27］殷晓明.赵绍琴教授治疗慢性肾病经验简介［J］.新中医，1990（01）：3-5.

［28］邱模炎，赵绍琴.赵绍琴从湿热伤血论治慢性肾炎的经验——66 例临床资料总结［J］.山西中医，1990（05）：10-13.

［29］蒋燕.王绵之、赵绍琴治疗慢性肾功能衰竭的用药经验比较［J］.辽宁中医杂志，2004（04）：267-268.

［30］彭建中.运用师传经验治疗慢性肾病的临床体会［J］.北京中医药大学学报，1998（06）：44-45.

［31］黄丹卉.赵绍琴温病学术思想在内伤杂病中的运用研究［D］.北京中医药大学，2013.

［32］孙晓光，马重阳，翟昌明，等.赵绍琴教授温病学术思想治疗发热性疾病的应用［J］.世界中医药，2017，12（11）：2724-2726+2730.

［33］彭建中.赵绍琴运用升降散治疗血液病的经验［J］.浙江中医杂志，1994（08）：338-339.

［34］李志强，李奇.从升降散治疗"火郁证"学术经验

的传承看古方的有效性［J］.环球中医药，2018，11（12）：1950–1952.

［35］孙晓光，彭建中.赵绍琴慢性肾病辨治理论和经验的传承发展［J］.世界中西医结合杂志，2015，10（03）：320–322+356.

［36］赵文远."慢性肾病非肾虚论"申释［J］.江西中医药，2003（05）：13–14.

［37］王冀东，赵程博文，尉万春，等.邱模炎教授从"调补分化"论治IgA肾病经验［J］.中国中西医结合肾病杂志，2017，18（06）：475–477.

［38］刘淑娟，李奇阳，邱模炎，等.邱模炎运用"调补分化法"治疗慢性尿酸性肾病的思路［J］.中华中医药杂志，2020，35（01）：238–240.

［39］方药中.辨证论治研究七讲［M］.北京：人民卫生出版社，2007.

［40］许家松.试论方药中学术精华［J］.中国医药学报，1997（06）：43–46.

［41］时振声.时氏中医肾病脏学［M］.北京：中国医药科技出版社，1997.

［42］王国柱.时振声中医世家经验辑要［M］.西安：陕西科学技术出版社，2004.

［43］时振声.时门医述［M］.北京：中国医药科技出版社，1994.

［44］时振声.伤寒论串解［M］.北京：中医古籍出版社，1987.

［45］朱素.时振声教授学术思想简介［J］.中医药研究，

1995（01）：3-4+13.

［46］时振声.《伤寒论》的辩证法思想［J］.安徽中医学院学报，1985（03）：1-5.

［47］李平.时振声教授治疗慢性肾炎临床经验［J］.中国中西医结合肾病杂志，2005（03）：129-131.

［48］倪青.中医治疗慢性肾功能衰竭的思路与方法——时振声临床经验运用［J］.辽宁中医杂志，2001（12）：712-713.

［49］肖相如.著名肾病学家时振声教授系列经验之八　糖尿病肾病的证治经验［J］.辽宁中医杂志，1998（08）：10.

［50］霍保民，郭旸，饶向荣.戴希文治疗慢性肾脏病临床经验总结［J］.中国中医药信息杂志，2010，17（11）：87-88.

［51］霍保民，郭旸，饶向荣.戴希文治疗慢性肾脏病临证经验总结［J］.中国中医基础医学杂志，2010（10）：100-101.

［52］饶向荣，白雅雯.戴希文治疗IgA肾病的经验［J］.北京中医药，2008，27（9）：691-693.

［53］吕仁和，时振声，戴希文.血尿证治［J］.北京中医，1990（05）：11-14.

［54］刘文军，戴希文，饶向荣，等.益肾降压方治疗肾实质性高血压的临床研究［J］.中国中西医结合急救杂志，2001（03）：131-133.

［55］饶向荣，吴瑞英.戴希文治疗慢性肾功能不全的经验［J］.江西中医药，1995（04）：6+10.

［56］戴希文，饶向荣.中西医结合治疗肾小球肾炎［J］.中国中西医结合肾病杂志，2006（01）：1-3.

［57］包翠杰，饶向荣.戴希文治疗肾病综合征经验总结［J］.中国中医药信息杂志，2007，14（02）：73-74.

［58］占永立.戴希文教授中医"和"法为主治疗慢性肾衰竭（肾劳）学术思想［C］.2016年中国中西医结合学会肾脏疾病专业委员会学术年会论文摘要汇编，2016.

［59］戴希文，占永立.益气活血、清热利湿法为主治疗慢性肾炎30例临床观察［C］.第七届全国中西医结合肾脏病会议论文汇编，2003.

［60］杨亚菁.戴希文慢性肾炎经验方介绍［J］.中国民间疗法，2002（10）：4-5.

［61］张正新.戴希文治疗慢性肾小球肾炎的经验［J］.湖北中医杂志，2007（02）：22-23.

［62］饶向荣，白雅雯.戴希文治疗IgA肾病的经验［J］.北京中医药，2008（09）：691-693.

［63］张松青，饶向荣，戴希文.益气清解方治疗IgA肾病的临床疗效观察［J］.光明中医，2006（12）：44-45.

［64］丁婷婷.益气清解方联合免疫调节治疗高危组IgA肾病的疗效观察［D］.北京中医药大学，2016.

［65］董摩扬.益气清解方联合免疫抑制剂治疗高危IgA肾病的对照研究［D］.北京中医药大学，2018.

［66］潘满立，饶向荣.戴希文治疗糖尿病肾病临证经验［J］.中国中医药信息杂志，2009，16（05）：85-86.

［67］饶向荣，李深，张改华，等.缓衰方治疗慢性马兜铃酸肾病临床观察［J］.中国中医基础医学杂志，2005（09）：654-655+667.

［68］霍保民，郭旸，饶向荣，等.基于数据挖掘方法总结戴希文分期诊疗慢性肾脏病经验［J］.北京中医药，2010，29（10）：741-744.

［69］郭旸. 戴希文治疗慢性肾脏病的经验总结［D］. 中国中医科学院，2010.

［70］郭旸，饶向荣，张润顺. 基于无尺度网络方法总结戴希文治疗慢性肾脏病经验［J］. 中国中医药信息杂志，2011，18（7）：26–28.

［71］刘文军，戴希文，李秀英，等. 芪芍降压方治疗慢性肾炎高血压及其对肾功能的保护作用［J］. 新中医，1998（03）：16–18.

［72］占永立. 戴希文教授从肺论治 IgA 肾病（慢肾风）学术思想［C］. 2016 年中国中西医结合学会肾脏疾病专业委员会学术年会论文摘要汇编，2016.

［73］占永立. 戴希文教授从"气血水"论治特发性膜性肾病（水肿）学术思想［C］. 2016 年中国中西医结合学会肾脏疾病专业委员会学术年会论文摘要汇编，2016.

［74］庞博，赵进喜，王世东，等. 施今墨诊疗糖尿病学术思想与临证经验［J］. 世界中医药，2013，8（01）：60–63.

［75］李靖，高菁，吕仁和. 从风论治原发性肾小球疾病的病因病机［J］. 中国中医基础医学杂志，2005（10）：731–733.

［76］刘尚建，王翀，王耀献，等，吕仁和"肾络微型癥瘕"理论初探［J］. 中国中医基础医学杂志，2009，15（09）：649–650.

［77］高菁，李靖. 吕仁和教授运用"六对论治"的方法诊治肾病的经验总结［J］. 中国中医基础医学杂志，2004（08）：71–73.

［78］吕仁和，时振声，王德英，等. 急性肾炎证治［J］. 北京中医，1988（03）：12–14.

［79］吕仁和.慢性肾炎分期辨治［J］.河南中医药学刊，1994（02）：11-15.

［80］吕仁和，程莲卿，王秀芹，等.肾热病证治［J］.山西中医，1987（01）：21-22.

［81］邓德强，赵进喜.吕仁和教授运用六对论治诊治糖尿病肾病经验［J］.中国中医急症，2007（02）：186+199.

［82］吕仁和，时振声，于锐锋，等.肾病综合征辨治［J］.北京中医，1988（05）：14-16.

［83］吕仁和，时振声，戴希文.血尿证治［J］.北京中医，1990（05）：11-14.

［84］庞博，王世东，赵进喜，等.再论吕仁和诊治糖尿病"六对论治"思路与方法［J］.世界中医药，2013，8（03）：274-278.

［85］吕仁和，赵进喜，王世东.糖尿病及其并发症的临床研究［J］.新中医，2001（03）：3-5.

［86］杨晓晖，吕仁和.糖尿病心脏病的中医分期辨治探讨［J］.北京中医，2006（07）：403-405.

［87］赵进喜.糖尿病肾病肾功能不全化瘀散结、泄浊解毒治法与分期分型辨证思路［J］.江苏中医药，2007，39（7）：8-9.

［88］王晓磊，高彦彬.从络病理论论治糖尿病肾病［J］.现代中医临床，2017，24（02）：52-53+56.

［89］赵文景，蔡朕，孟元，等.张炳厚滋补肾阴法在治疗慢性肾脏病中的应用［J］.北京中医药，2016（4）：341-343.

［90］张炳厚.医林怪杰张炳厚［M］.北京：中国中医药出版社，2016.

［91］张炳厚.神医怪杰张炳厚［M］.北京：中国中医药

出版社，2007.

　［92］段昱方，张海滨. 张炳厚教授应用类方的经验［J］. 新中医，2012，4（44）：147-148.

　［93］赵文景，王悦芬，周杰，等. 张炳厚教授应用引经药经验［J］. 河北中医，2015，37（10）：1445-1447.

　［94］孔繁飞，沈毅，钟柳娜，等. 张炳厚治痹效方浅析［J］. 辽宁中医杂志，2012，11（39）：2277-2279.

　［95］孔繁飞，沈毅，钟柳娜，等. 张炳厚教授治痹经验介绍［J］. 中华中医药杂志，2013，12（28）：3561-3564.

　［96］张天星，耿建国，张胜容. 改良保肾方Ⅱ号对大鼠糖尿病肾病的影响［J］. 首都医科大学学报，2008，29（2）：178-180.

　［97］蔡朕，郑桂敏，刘宝利等. 改良保肾方Ⅱ号对糖尿病肾病大鼠肾脏病理和肾组织 MMP-2/TIMP-2 表达的影响［J］. 北京中医药，2010，29（6）：452-455.

　［98］段昱方，蔡朕，赵文景，等. 改良保肾方Ⅱ号治疗糖尿病肾病临床观察［J］. 辽宁中医药大学学报，2011，13（6）：66-68.

　［99］张胜容，张卫红，常峥，等. 清肾丸治疗再发性尿路感染 208 例临床疗效观察［J］. 北京中医 1998（3）：5-7.

　［100］赵文景，赵凯声，段昱方，等. 张炳厚运用虫类药经验总结［J］. 北京中医药，2010，11（29）：826-828.

　［101］唐珑，王悦芬，赵文景，等. 保肾通络方对早期糖尿病肾病大鼠尿蛋白及尿 Nephrin、Podocin 排泄的影响［J］. 环球中医药，2017，10（12）：1423-1427.

　［102］赵文景，张炳厚，刘宝利，等. 加味补肾利湿汤配

合虫类药治疗慢性肾炎蛋白尿的临床观察［J］.北京中医药，2014，33（3）：179-182.

［103］赵文景，姚卫海，刘宝利，等.化斑益肾汤治疗成人过敏性紫癜肾炎气阴两虚血瘀证的临床观察［J］.北京中医药杂志，2013，32（2）：87-90.

［104］常峥，赵凯声，张炳厚，等.张炳厚运用大补阴丸类方的经验［J］.北京中医，2006，9（25）：530.

［105］常峥，赵凯声，张胜容，等.滋阴清利汤治疗阴虚火旺型慢性肾功能衰竭38例临床观察［J］.北京中医，2005（04）：199-201.

［106］段昱方，赵文景.张炳厚教授应用三两三的经验［J］.中华中医药学刊，2011，7（29）：1476-1477.

［107］段昱方，赵文景.张炳厚治疗失眠的经验［J］.北京中医药，2011，5（30）：346-348.

［108］赵凯声，常峥，张炳厚，等.张炳厚诊治"肝脾（胃）合病"的经验［J］.北京中医，2006，6（25）：336.

［109］赵凯声，张胜容，张炳厚，等.滋肾祛风汤治疗慢性肾功能不全患者急性痛风性关节炎30例临床观察［J］.北京中医，2006，9（25）：551.

［110］聂莉芳.聂莉芳治疗肾病经验辑要［M］.北京：北京科学技术出版社，2016.

［111］聂莉芳.聂莉芳肾病验案精选［M］.北京：中国医药科技出版社，2016.

［112］聂莉芳.聂莉芳中医辨治肾病经验［M］.北京：中国医药科技出版社，2018.

［113］张晶晶.聂莉芳教授学术思想及参芪地黄汤治疗慢

性肾衰竭的网络药理学研究与临床观察［D］.中国中医科学院，2018.

　　［114］余仁欢.聂莉芳学术思想及治疗慢性肾脏病的经验总结与临床研究［D］.中国中医科学院，2012.

　　［115］李爱峰.基于复杂网络与互信息的聂莉芳教授治疗原发性肾病综合征经验研究［D］.中国中医科学院，2012.